**Die Lehre von Grigori Grabovoi über die
„Allgemeine Rettung und harmonische Entwicklung"**

Grigori Grabovoi

Wiederherstellung des menschlichen Organismus durch Konzentration auf Zahlen

Die wiederherstellenden Reihen im Werk
„Wiederherstellung des menschlichen Organismus
durch Konzentration auf Zahlen" wurden von
Grigori Grabovoi 1999 geschaffen.

Jelezky Publishing

Jelezky Publishing, Hamburg
www.jelezky-publishing.eu

1. Auflage

Deutsche Erstausgabe, Januar 2012

© 2013 der deutschsprachigen Ausgabe

Herausgeber: Dimitri Eletski

Weitere Informationen zu dem Inhalt:

„SVET Zentrum", Hamburg

www.svet-centre.eu

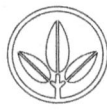

ISBN: 978-3-943110-68-5

Der Inhalt dieses Buches hat vielen Menschen geholfen – und wird vielen Menschen helfen. Das ist die Rückmeldung, die wir erhalten.

Trotzdem möchten wir darauf hinweisen, dass die von Grigori Grabovoi verwendeten Technologien mentale Methoden der Ereignissteuerung sind. Die Methoden basieren auf der individuellen geistigen Entwicklung.

Da es hier um gesundheitsrelevante Themen handelt, möchten wir ausdrücklich darauf hinweisen, dass diese Steuerungen keine „Behandlung" im konventionellen Sinne darstellen und daher eine Behandlung durch Ärzte nicht einschränken oder ersetzen sollen.

Im Zweifelsfall folgen Sie also den Anweisungen Ihres behandelnden Arztes, oder eines sonstigen Mediziners, oder Apothekers Ihres Vertrauens!

(und erzielen dementsprechend die konventionellen Ergebnisse)

Jelezky Publishing/ SVET Zentrum Hamburg

„Wiederherstellung des menschlichen Organismus durch Konzentration auf Zahlen"

Auflage: 2013-1, 01.04.2013

© Г. П. Грабовой, 1999
Die Verwertung der Texte und Bilder, auch auszugsweise, ist ohne Zustimmung des Verlags urheberrechtswidrig und strafbar. Dies gilt auch für Vervielfältigungen, Übersetzungen, Mikroverfilmung und für die Verarbeitung mit elektronischen Systemen.

Inhalt

Seite(Zeile)

EINFÜHRUNG .... 32(01)

Kapitel 1. KRITISCHE ZUSTÄNDE – 1258912 .... 34(04)
Akute respiratorische Insuffizienz -1257814 .... 34(08)
Akute Kardiovaskuläre Insuffizienz -1895678 .... 34(21)
Herzstillstand   -8915678 .... 34(28)
Traumatischer Schock, Schock - und
schockähnliche Zustände -1895132 .... 35(01)

Kapitel 2. TUMORERKRANKUNGEN - 8214351.... 36(06)
Bösartige Geschwülste Mund-Rachen-Bereich -1235689 .. 36(10)
Bösartige Dünndarmgeschwülste - 5485143 .... 36(16)
Bösartige Hodengeschwülste - 5814321 .... 36(22)
Lymphome der Haut - 5891243 .... 36(29)
Mesotheliom - 58912434 .... 36(33)
Melanom – 5674321 .... 37(01)
Neuroblastom - 8914567 .... 37(07)
Bösartige Knochengeschwülste - 1234589 .... 37(12)
Uterusgeschwülste (Gebärmuttergeschwülste) -9817453 .. 37(20)
Hirntumoren (Gehirn und Rückenmark) - 5431547 .... 37(26)
Nebennierengeschwülste - 5678123 .... 37(32)
Nasen – und Nasennebenhöhlengeschwülste - 8514256 .... 38(03)
Geschwülste im Nasen-Rachen-Bereich - 5678910 .... 38(08)
Geschwülste der Nebenschilddrüse - 1548910 .... 38(12)
Bauchspeicheldrüsengeschwülste aus
Langerhans-Inseln - 8951432 .... 38(18)
Krebs der großen Duodenal – Papille - 8912345 .... 38(25)
Krebs der Vagina und
äußeren Geschlechtsorgane- 12589121 .... 38(31)
Lippenkrebs -   1567812 .... 39(01)

© Г. П. Грабовой, 1999

Magenkrebs – 8912534 .... 39(05)
Gallenblasenkrebs – 8912453 .... 39(15)
Krebs der extrahepatischen Gallenwege – 5789154 .... 39(21)
Hautkrebs – 8148957 .... 39(28)
Brustkrebs – (Mamma-CA) – 5432189 .... 40(01)
Harnblasenkrebs – 89123459 .... 40(09)
Leberkrebs – 5891248 .... 40(14)
Krebs der Speiseröhre - 8912567 .... 40(19)
Krebs der Bauchspeicheldrüse - 8125891 .... 40(23)
Peniskrebs – 8514921 .... 40(28)
Nierenkrebs – 56789108 .... 40(32)
Harnleiterkrebs -5891856 .... 41(01)
Prostatakrebs (Vorsteherdrüsenkrebs) – 4321890 .... 41(07)
Speicheldrüsenkrebs – 9854321 .... 41(11)
Rhabdomyosarkom bei Kindern – 5671254 .... 41(16)
Dickdarmkrebs (Krebs in Kolon und Rektum) – 5821435 .... 41(22)
Schilddrüsenkrebs – 5814542 .... 41(30)
Ovarialkrebs (Eierstockkrebs) – 4851923 .... 42(01)
Sarkom der weichen Gewebe – 54321891 .... 42(05)
Sarkom Kaposi – 8214382 .... 42(10)

Kapitel 3. SEPSIS – 58143212 .... 43(07)
Sepsis (akut) – 8914321; Sepsis (chronisch) – 8145421.. 43(09)

**Kapitel 4. SYNDROM DIC U. VERBRAUCHS-
KOAGULOPATHIE - 5148142 .... 44(04)**
DIC- Syndrom – 8123454 .... 44(14)

**Kapitel 5. KRANKHEITEN
DES KREISLAUFSYSTEMS –
1289435 .... 45(06)**
Aorten - Aneurysma – 48543218 .... 45(11)
Aneurysma des Herzens – 9187549 .... 45(14)
Herzrhythmusstörungen – 8543210 .... 45(17)
Arterielle Verschlusskrankheit – 81543213 .... 45(22)
Arterielle Hypertonie – 8145432 .... 45(26)
Arterielle Hypotonie – 8143546 .... 45(30)
Atherosklerose - 54321898 .... 46(01)

© Г. П. Грабовой, 1999

INHALT 5

Herzblockade – (AV –Block) 9874321 .... 46(10)
Varikose – 4831388 .... 46(15)
systemische Vaskulitiden – 1894238 .... 46(18)
vegetative Dystonie (neurozirkulatorische) – 8432910 ... 46(21)
hypertensive Krise – 5679102 .... 46(26)
hypertensive Herzkrankheit – 8145432 .... 46(31)
Myokardinfarkt (Herzinfarkt) – 8914325 .... 47(01)
Ischämische (koronare) Herzkrankheit – 1454210 .... 47(08)
Kardialgie – 8124567 .... 47(15)
Kardiomyopathie -8421432 .... 47(21)
Kardiosklerose – 4891067 .... 47(28)
Kollaps – 8914320 .... 48(01)
Cor pulmonale – 5432111 .... 48(07)
Myokardiodystrophie – 85432104 .... 48(13)
Myokardiopathie – 8432142 .... 48(18)
Myokarditis – 8432110 .... 48(26)
Kreislaufinsuffizienz – 85432102 .... 48(29)
Neurozirkulatorische Dystonie – 5432150 .... 49(01)
Lungenödem – 54321112 .... 49(08)
Perikarditis – 9996127 .... 49(14)
Angeborene Herzfehler – 9995437 .... 49(17)
Erworbene Herzfehler – 8124569 .... 49(23)
Rheumatismus – 5481543 .... 49(30)
Asthma cardiale – 8543214 .... 49(33)
Herzinsuffizienz – 8542106 .... 50(07)
Vaskuläre Insuffizienz – 8668888 .... 50(12)
Kreislaufkrise (Gefäß) – 8543218 .... 50(19)
Angina pectoris (Herzasthma) – 8145999 .... 50(28)
Thrombophlebitis – 1454580 .... 50(34)
Endokarditis – 8545421 .... 51(01)

**Kapitel 6. RHEUMATISCHE KRANKHEITEN –
8148888 .... 52(07)**

Erkrankung der Gelenke – 5421891 .... 52(10)
Infektiöse Arthritiden – 8111110 .... 52(13)
Mikrokristalloide Arthritiden – 0014235 .... 52(17)
Rheumatoide Arthritis – 8914201 .... 52(22)

© Г. П. Грабовой, 1999

Psoriatische Arthropathie – 0145421.. 52(27)
Deformierende Osteoarthrose – 8145812 .... 52(31)
Periarthritis – 4548145 .... 53(01)
Podagra (Gicht) – 8543215 .... 53(05)
Rheumaerkrankungen der paravaskularen
weichen Gewebe – 1489123 .... 53(10)
Reiter – Syndrom (Ureterookulosynoviales Syndrom) –
4848111 .... 53(19)
Ankylosierende Spondylitis (M.Bechterew) – 4891201..... 53(25)
Tendovaginitis – 1489154 .... 53(31)
Systemische Vaskulitis – 1894238 .... 53(34)
Wegener – Granulomatose - 8943568 .... 54(04)
Hämorrhagische Vaskulitis - 8491234 .... 54(09)
Riesenzell- (Temporal -) Arteriitis – 9998102 .... 54(14)
Goodpasture– Syndrom – 8491454 .... 54(20)
Panarteriitis (Periarthritis nodosa)- 54321894.................... 54(25)
Takayasu- Arteriitis – 8945432 .... 54(30)
Obliterierende Thrombangitis – 8945482 .... 55(01)
Diffuse Krankheit des Bindegewebes – 5485812................ 55(06)
Systemischer Lupus erythematodes – 8543148 .... 55(12)
Dermatomyositis (Polymyositis) – 5481234 .... 55(16)
Systemische Sklerodermie – 1110006 .... 55(20)
Gemischte Bindegewebe - Erkrankung -1484019 .... 55(25)
Sjögren –Syndrom – 4891456 .... 55(31)
Rheumatismus – 5481543 .... 56(01)

Kapitel 7. ERKRANKUNGEN DER
ATMUNGSORGANE – 5823214 ……….. 57(07)
Aspergillose - 481543271... 57(10)
Asthma bronchiale – 8943548 .... 57(14)
Bronchiolitis – 89143215 .... 57(19)
Akute Bronchitis – 4812567 .... 57(23)
Chronische Bronchitis – 4218910 .... 57(26)
Lungeninfarkt – 89143211 .... 57(31)
Candidose der Lunge – 4891444 .... 58(01)
Pleuritis – 4854444 .... 58(08)
Pneumonie – 4814489 .... 58(12)
Pneumosklerose – 9871234 .... 58(18)
Pneumokoniosen – 8423457 .... 58(23)

© Г. П. Грабовой, 1999

Silikose – 4818912 ... 58(28)
Silikatose – 2224698 ... 58(33)
Asbestose – 4814321 ... 59(05)
Talkose – 4845145 ... 59(08)
Metallokoniose – 4845584 ... 59(12)
Karbokoniose – 8148545 ... 59(18)
Anthrakose – 5843214 ... 59(24)
Pneumokoniose von organischem Staub – 4548912 ... 59(28)
Lungenkrebs – 4541589 ... 60(01)
Sarkoidose – 4589123 ... 60(05)
Lungentuberkulose – 8941234 ... 60(11)
Hamann –Rich – Syndrom – 4814578 ... 60(17)
Lungenemphysem – 54321892 ... 60(22)

Kapitel 8. KRANKHEITEN DER VERDAUUNGSTRAKTORGANE – 5321482 ... 61(06)
Alimentäre Dystrophie – 5456784 ... 61(09)
Amöbiasis – 1289145 ... 61(16)
Amyloidose – 5432185 ... 61(18)
Arterio-mesenterialer Verschluss (unvollständig)- 5891234 ... 61(24)
Atonie der Speiseröhre und des Magens – 8123457 ... 61(31)
Achalasie der Kardia – 4895132 ... 62(01)
Funktionelle Achylie des Magens – 8432157 ... 62(14)
Bauhinitis – 58432148 ... 62(19)
Beriberi – 3489112 ... 62(22)
Bronzediabetes – 5454589 ... 62(25)
Bulbitis – 5432114 ... 62(27)
Gastritis – 5485674 ... 62(29)
Akute Gastritis – 4567891 ... 62(33)
Chronische Gastritis – 5489120 ... 63(05)
Gastrokardiales Syndrom (Achalasie) – 5458914 ... 63(09)
Gastroptose – 81234574 ... 63(18)
Gastroenteritis – 5485674 ... 63(21)
Gastroenterokolitis – 8431287 ... 63(24)
Hämochromatose – 5454589 ... 63(27)
Hepatitis – 5814243 ... 63(34)
Akute Hepatitis – 58432141 ... 64(01)

© Г. П. Грабовой, 1999

Chronische Hepatitis – 5123891 .... 64(07)
Hepatose – 9876512 .... 64(13)
Akute Hepatose – 1234576 .... 64(20)
Chronische Fetthepatose – 5143214 .... 64(24)
Cholestatische Hepatose – 5421548 .... 64(30)
Hepatolentikuläre Degeneration – 5438912 .... 65(01)
Hepatosplenomegalische Lipoidose – 4851888 .... 65(08)
Hepatolienales Syndrom – 8451485 .... 65(11)
Funktionelle Hyperbilirubinämie – 84514851 .... 65(15)
Angeborene funktionelle Hyperbilirubinämie – 8432180 .. 65(27)
Posthepatitische Hyperbilirubinämie – 8214321 .... 65(32)
Essentielle Hyperlipidämie – 4851888 .... 66(01)
Hypovitaminose – 5154231 .... 66(06)
Funktionelle Hypersekretion des Magens – 5484214 .... 66(10)
Bronzediabetes – 5454589 .... 66/16)
Funktionelle Diarrhoe – 81234574 .... 66(18)
Dysbakteriose des Darmes – 5432101 .... 66(21)
Dyskinesie des Verdauungstraktes - 8123457 .... 66(26)
Spastische Dyskinesie der Speiseröhre – 5481248 ..... 66(32)
Dyskinesien der Gallengänge – 58432144 .... 67(05)
Dyskinesien des Darmes – 54321893 .... 67(09)
Dyspepsie – 1112223 .... 67(17)
Leberdystrophie – 9876512 .... 67(25)
Duodenitis – 5432114 .... 67(27)
Akute Duodenitis – 481543288 .... 67(30)
Chronische Duodenitis – 8432154 .... 68(01)
Duodenostase – 8123457 .... 68(06)
Jejunitis – 8431287 .... 68(09)
Gelbsucht – 5432148 .... 68(11)
Funktionelle Gelbsucht – 84514851 .... 68(20)
Cholezystolithiasis – 0148012 .... 68(23)
Obstipation (Verstopfung) – 5484548 .... 68(26)
Ileitis – 8431287 .... 68(30)
Candidose (Candidamykose, Soor) – 54842148 .... 68(32)
Kardiospasmus (Spastik der Cardia) – 4895132 .... 69(01)
Karzinoid (karzinoides Syndrom) – 4848145 .... 69(04)
Lymphangiektasie des Darmes – 5214321 .... 69(08)

© Г. П. Грабовой, 1999

INHALT

Lipodystrophie des Darmes – 4814548 .... 69(11)
Darmkolik – 8123457 .... 69(17)
Kolitis – 8454321 .... 69(20)
Akute Kolitis – 5432145 .... 69(23)
Chronische Kolitis – 5481238 .... 69(28)
Kardiainsuffizienz – 8545142 .... 69(33)
Malabsorbtionssyndrom – 48543215 .... 70(06)
Maldigestionssyndrom – 9988771 .... 70(12)
Gastroptose – 8123457 .... 70(18)
Akute Magenatonie – 5485671 .... 70(21)
Chronische Pankreatitis – 5891432 .... 70(26)
Pneumatose des Magens – 54321455 .... 70(31)
Leberinsuffizienz – Syndrom -8143214 .... 70(34)
Nahrungsmittelallergie – 2841482 .... 71(05)
Durchfall (Diarrhoe) – 5843218 .... 71(10)
Syndrom portaler Hypertension – 8143218 .... 71(19)
Posthepatisches Syndrom – 4812819 .... 71(25)
Skorbut– 5432190 .... 72(01)
Nichttropische Sprue – 8432150 .... 72(05)
Tropische Sprue – 5481215 .... 72(08)
Tuberkulose des Magen- Darm –Traktes – 8143215 .... 72(15)
Uipl – Krankheit – 4814548 .... 72(21)
Phlegmone des Magens – 4567891 .... 72(24)
Akute Cholezystitis – 4154382 .... 72(27)
Chronische Cholezystitis – 5481245 .... 72(30)
Zinga – 4141255 .... 72(33)
Leberzirrhose - 4812345 .... 73(04)
Pigment Leberzirrhose – 5454589 .... 73(11)
Ösophagitis – 54321489 .... 73(14)
Ösophagospasmus – 8123457 .... 73(18)
Enteritis – 8431287 .... 73(21)
Akute Enteritis – 54321481 .... 73(24)
Chronische Enteritis – 5432140 .... 73(29)
Enterokolitis – 8454321 .... 73(34)
Enteropathie des Darmes – 8432150 .... 74(01)
Glutenenteropathie – 4891483 .... 74(07)
Enteropathie bei Disaccharidasedefizit – 4845432 .... 74(15)

© Г. П. Грабовой, 1999

Exsudative Enteropathie – 48123454 .... 74(23)
Peptisches Ulkus der Speiseröhre – 8432182 .... 74(30)
Dünndarmulcus, einfaches – 48481452 .... 75(01)
Magengeschwüre, symptomatische – 9671428 .... 75(09)
Gastroduodenale Ulkuskrankheit – 8125432 .... 75(17)

**Kapitel 9. KRANKHEITEN DER NIEREN-
UND HARNWEGE – 8941254** .... **76(07)**
Amyloidose - 4512345 .... 76(11)
Anomalien des Nieren-Harn- Traktes – 1234571.............. 76(19)
Hydronephrose - 5432154 .... 76(23)
Glomerulonephritis – 4812351 .... 76(29)
Akute Glomerulonephritis – 4285614 .... 76(34)
Pyelitis – 5432110 .... 77(01)
Pyelonephritis – 58143213 .... 77(04)
Polyzystose der Niere – 5421451 .... 77(09)
Nierenkolik – 4321054 .... 77(15)
Urolithiasis – 5432143 .... 77(20)
Niereninsuffizienz – 4321843 .... 77(26)
Akute Niereninsuffizienz – 8218882 .... 77(33)
Chronische Niereninsuffizienz – 5488821 .... 78(01)
Nierentuberkulose – 5814543 .... 78(04)
Akute Urämie – 5421822 .... 78(08)
Chronische Urämie – 8914381 .... 78(11)
Zystitis – 48543211 .... 78(14)
Eklampsie der Nieren – 8149141 .... 78(18)

**Kapitel 10. HÄMATOLOGIE (ERKRANKUNG
DES BLUTSYSTEMS) – 1843214** .... **79(07)**
Agranulozytose – 4856742 .... 79(10)
Anämie – 48543212 .... 79(14)
Akute posthämorrhagische Anämie – 9481232 .... 79(20)
Angeborene Anämie durch gestörte Porphyrinsynthese
(sideroachrestische Anämie) - 4581254 .... 79(24)
Anämie bei Bleivergiftung – 1237819 .... 79(32)
Megaloblastische Anämie – 5481254 .... 80(01)
Hämolytische Anämie – 5484813 .... 80(09)
Autoimmunhämolytische Anämie – 5814311.................... 80(12)

© Г. П. Грабовой, 1999

Aplastische (hypoplastische) Anämie – 5481541............. 80(16)
Sichelzellkrankheit, Hämoglobinopathien -7891017 .... 80(22)
Gaucher –Krankheit (Kerasinretikulose) – 5145432........... 80(28)
Extramedulläre Hämoblastose - 54321451 .... 81(01)
Paraproteinämische Hämoblastose - 8432184 .... 81(09)
Hämorrhagische Diathese – 5148543 .... 81(15)
Vaskuläre hämorrhagische Diathese – 54815438 .... 81(19)
Dysprothrombinämie - 5481542...................................... 81(24)
Leukämoide Reaktionen – 5814321 .... 81(29)
Leukämien – 5481347... 82(01)
Lymphogranulomatose – 4845714 .... 82(06)
Strahlenkrankheit, akute – 481543294 .... 82(10)
Myelämie – 5142357.. 82(18)
Angeborene Ovalozytose – 51454323 .... 82(23)
Angeborene Stomatozytose – 4814581............................ 82(28)
Angeborene Neutropenie – 8432145 .... 82(33)
Paroxysmale nächtliche Hämoglobinurie – 5481455 .... 83(06)
Thalassämie – 7765437... 83(15)
Thrombozytopathie – 5418541.. 83(21)
Hämatogene Thrombophilie – 4814543 .... 83(26)
Favismus – 54321457... 83(32)
Chronische Strahlenkrankheit – 4812453 .... 84(04)
Zytostatische Krankheit – 4812813 .... 84(09)

**Kapitel 11. ENDOKRINE- UND STOFF-
WECHSELKRANKHEITEN –1823451 .. 85(06)**
Akromegalie – 1854321 .... 85(10)
Angeborene Störungen der
Geschlechtsdifferenzierung – 5451432 .... 85(15)
Viriles Syndrom – 89143212 .... 85(19)
Hyperinsulinismus (Hypoglykämie bei Insulinom)
– 48454322.. 85(24)
Hyperparathyreoidismus – 5481412 .... 85(33)
Hyperprolaktinämie – 4812454 .... 86(04)
Hypogonadismus – 48143121 .... 86(08)
Hypoparathyreoidismus (Tetanie) – 4514321 .... 86(12)
Hypothyreose (Myxödem) -4812415 .... 86(18)
Hypophysärer Nanismus – 4141414................................ 86(22)

© Г. П. Грабовой, 1999

Diabetes insipides – 4818888 .... 86(26)
Diabetes mellitus – 8819977 .... 86(31)
Jugendlicher Dyspituitarismus – 4145412 .... 87(05)
Diffuse toxische Struma (M. Basedow) –5143218 .... 87(11)
Endemische Struma – 5432178 .... 87(16)
Izenko – Cushing – Syndrom – 54321458 .... 87(21)
Hypophysenvorderlappeninsuffizienz
(Panhypopituitarismus)- 48143214 .... 87(25)
Myxödem – 4812415 .... 87(34)
Nebenniereninsuffizienz – 4812314 .... 88(01)
Übergewicht (Adipositas) – 4812412 .... 88(08)
Tumoren – 4541548 .... 88(12)
Frühzeitige Geschlechtsentwicklung – 4814312 .... 88(16)
Thyreoiditis – 4811111 .... 88(20)
Phäochromozytom - 4818145 .... 88(25)

**Kapitel 12. BERUFBEDINGTE KRANKHEITEN –
4185481 .... 89(06)**
Berufsbedingte Krankheiten, welche durch Einwirkung von
chemischen Faktoren bedingt sind - 9916514..................... 89(09)
Berufsbedingte Krankheiten, welche durch Einwirkung von
physischen Faktoren bedingt sind – 4514541 .... 89(15)
Berufsbedingte Krankheiten, welche durch Überanstrengung
(Überspannung) von einzelnen Organen und Systeme
bedingt sind– 4814542 .... 89(22)
Erkrankungen, welche durch Einwirkung von biologischen
Faktoren bedingt sind – 81432184 .... 89(29)

Kapitel 13. AKUTE VERGIFTUNGEN – 4185412...... 90(06)
Akute Vergiftungen:
Perorale Vergiftungen – per Mund – 5142154;
inhalative Vergiftungen – 4548142;
perkutane Vergiftungen – 4814823;
Vergiftung durch Injektionen – 4818142 .... 90(09)
Psychoneurotische Störungen - 9977881 .... 90(21)
Nierenschädigung – 5412123 .... 90(31)
Leberschädigung – 48145428 .... 91(04)
Exotoxischer Schock – 4185421 .... 91(10)
Akute Vergiftungen, welche durch Schlangenbisse

© Г. П. Грабовой, 1999

und giftige Gliedertiere verursacht sind- 4812521............ 91(14)
Schlangenbiss – 4114111 .... 91(18)
Skorpionstich – 4188888 .... 91(22)
Tarantelbiss – 8181818 .... 91(26)
Bienen- und Wespenstich - 9189189 .... 91(30)

**Kapitel 14. INFEKTIONSKRANKHEITEN –
5421427 .... 92(04)**
Amöbiasis – 1289145 .... 92(10)
Balantidiose – 1543218 .... 92(16)
Tollwut (Hydrophobie) – 4812543 .... 92(20)
„Katzenkratzekrankheit" (regionale Lymphadenitis) -
48145421 .... 92(25)
Gelbsucht (Botkin- Krankheit) – 5412514 .... 92(31)
Brill- Krankheit (rezidivierender Typhus) – 514854299 ...92(33)
Botulismus – 5481252 .... 93(04)
Bruzellose – 4122222 .... 93(07)
Variolois (leichte Form von echten Pocken) – 4848148..... 93(11)
Virushepatitis A und B (Botkin-Krankheit) -5412514 .... 93(14)
Helminthose – 5124548 .... 93(20)
Alveokokkose – 5481454 .... 93(25)
Ankylostomiasis – 4815454 .... 93(28)
Askaridose - 4814812 .... 93(32)
Hymenolipedose – 54812548 .... 94(01)
Diphyllobothriosis – 4812354.. 94(04)
Clonorchiasis -5412348 .... 94(07)
Metagonimose – 54812541 .... 94(10)
Opisthorchiasis – 5124542 .... 94(15)
Strongyloidiasis - 54812527 .... 94(21)
Taeniarinchose – 4514444 .... 94(28)
Täniose – 4855555 .... 94(31)
Trichinellose (Trichinose) – 7777778 .... 95(01)
Trichostrongilidose – 9998888 ....95(04)
Trichocephalose - 4125432 .... 95(08)
Fasciolosis – 4812542 ....95(11)
Cysticercose - 4512824 .... 95(14)
Schistosomiasis (Bilharziose) – 48125428 .... 95(22)
Enterobiasis – 5123542.. 95(28)
Echinokokkose – 5481235... 95(32)

© Г. П. Грабовой, 1999

Hämorrhagisches Fieber – 5124567 .... 96(01)
Herpes-simplex-Infektion – 2312489 .... 96(08)
Grippe – 4814212 .... 96(16)
Schigellose (Ruhrkrankheit) – 4812148 .... 96(20)
Diphtherie – 5556679 .... 96(24)
Yersiniose – 5123851 .... 96(31)
Campylobakteriose – 4815421 .... 96(34)
Keuchhusten – 4812548 .... 97(01)
Masern – 4214825 .... 97(06)
Röteln – 4218547 .... 97(12)
Legionellenpneumonie – 5142122 .... 97(19)
Leishmaniose – 5184321 .... 97(28)
Leptospirose – 5128432 .... 97(32)
Listeriose – 5812438 .... 98(01)
Q –Fieber – 5148542 .... 98(05)
Marburg – Fieber (Ebola - Fieber)- 5184599 .... 98(10)
Lambliasis – 5189148 .... 98(16)
Malaria – 5189999 .... 98(20)
Meningokokkeninfektion -5891423 .... 98(26)
Mykoplasmeninfektion – 5481111 .... 98(31)
Infektiöse Mononukleose – 5142548 .... 99(01)
Ornithose – 5812435 .... 99(08)
Windpocken – 48154215 .... 99(13)
Echte Pocken – 4848148 .... 99(19)
Akute respiratorische Erkrankungen – 48145488 .... 99(24)
Parakeuchhusten – 2222221 .... 99(31)
Epidemische Parotitis – 3218421.....................................100(01)
Pedikulose – 48148121 ....100(08)
Nahrungsmittelvergiftungen durch bakterielle Toxine –
5184231 ....100(12)
Pseudotuberkulose – 514854212 .... 100(18)
Rose (Erysipel) – 4123548 .... 100(25)
Rotavireninfektion – 5148567 .... 100(32)
Salmonellose – 5142189 .... 101(01)
Sibirisches Ulcus – 9998991 .... 101(05)
Scharlach – 5142485 ....101(09)
Tetanus – 5671454 .... 101(14)
AIDS –Syndrom (HIV) – 5148555 ....101(21)

© Г. П. Грабовой, 1999

Typhus-, Paratyphus -Erkrankungen – 1411111 .... 101(29)
Typhus exanthematicus – 1444444 .... 102(01)
Typhus exantematicus durch Zecken – 5189499 .... 102(07)
Toxoplasmose – 8914755 .... 102(12)
Tularämie – 4819489 .... 102(18)
Cholera – 4891491 .... 102(21)
Pest – 8998888 .... 102(25)
Enterovirenerkrankungen – 8123456 .... 102(28)
Frühsommer -Enzephalitis – 7891010 .... 102(33)
Escherichiosen – 1238888 .... 103(04)
Maul- und Klauenseuche – 9912399 .... 103(08)

**Kapitel 15. VITAMINENMANGEL-
 KRANKHEITEN – 1234895** .... **104(06)**
Vitaminmangel (Avitaminose) - 5451234,
(Hypovitaminose) – 5154231 .... 104/10)
Vitamin A- Mangel – 4154812 .... 104(16)
Vitamin B1- Mangel – 1234578 .... 104(21)
Vitamin B2- Mangel (Riboflavin) – 1485421 .... 104(31)
Nikotinsäuremangel – 1842157 .... 105(04)
Vitamin B6- Mangel - 9785621 .... 105(14)
Vitamin C – Mangel – 4141255 .... 105(25)
Vitamin D- Mangel – 5421432 .... 105(29)
Vitamin K- Mangel - 4845414 .... 105(33)
Hypovitaminose, Polyavitaminose – 4815432 .... 106(07)

Kapitel 16. KINDERKRANKHEITEN – 18543218 ... **107(06)**
Adrenogenitales Syndrom – 45143213 .... 107(09)
Respiratorische Allergosen – 45143212 .... 107(15)
Allergische Rhinitis und Sinusitis – 5814325 .... 107(19)
Allergische Laryngitis – 58143214 .... 107(25)
Allergische Tracheitis – 514854218 .... 107(31)
Allergische Bronchitis – 5481432 .... 108(01)
Allergische Pneumonie – 51843215 .... 108(09)
Fetales Alkoholsyndrom – 4845421 .... 108(14)
Defizit von α_1- Antitrypsin – 1454545 .... 108(22)
Anämien – 48543212 .... 108(29)
Eisenmangelanämien – 1458421 .... 108(31)

© Г. П. Грабовой, 1999

Toxische hämolytische Anämien – 45481424 .... 109(04)
Fremdkörperaspiration – 4821543 .... 109(10)
Asthma bronchiale – 58145428 .... 109(14)
Akute Bronchitis – 5482145 .... 109(21)
Hämorrhagische Vaskulitis (Kapillarotoxikose,
Morbus Schönlein - Henoch - Syndrom) - 5128421 .... 109(24)
Galaktosämie – 48125421 .... 109(30)
Hämolytische Krankheit bei Neugeborenen – 5125432...... 110(01)
Hämorrhagische Krankheit bei Neugeborenen –
5128543 .... 110(07)
Hämophilie – 548214514 .... 110(13)
Hepatitis – 5814243 .... 110(17)
Portale Hypertension – 45143211 .... 110(20)
Renale Glykosurie – 5142585 .... 110(27)
Hypervitaminose D – 5148547 .... 110(32)
Hypothyreose – 4512333 .... 111(01)
Histiozytose X – 5484321 .... 111(04)
Diffuse Glomerulonephritis – 5145488 .... 111(09)
Diabetes mellitus - 4851421 .... 111(13)
Diabetes insipidus renalis – 5121111 .... 111(20)
Renaler Salz- Diabetes – 3245678 .... 111(26)
Allergische Diathese – 0195451 .... 111(32)
Hämorrhagische Diathese – 0480421 .... 112(01)
Lymphatische Diathese – 5148548 .... 112(05)
Einfache Dyspepsie – 5142188 .... 112(13)
Parenterale Dyspepsie - 8124321 .... 112(22)
Toxische Dyspepsie – 514218821 .... 112(27)
Vegeto – vaskuläre Dystonie – 514218838 .... 112(31)
Akute Respiratorisches Distress- Syndrom –5148284 .... 113(06)
Gelbsucht bei Neugeborenen (Icterus neonatorum) –
4815457 .... 113(14)
Pseudokrupp (Pseudo- Membranous-Laryngitis) –
5148523 .... 113(17)
Leukämie – 5481347 .... 113(20)
Malabsorptionssyndrom – 4518999 .... 113(22)
Mukoviszidose – 9154321 .... 113(27)
Vererbte Nephritis – 5854312 .... 114(01)
Pylorusstenose – 5154321 .... 114(07)

© Г. П. Грабовой, 1999

Pylorospasmus – 5141482 .... 114(10)
feinnoduläre Pneumonie – 4814489 .... 114(14)
Pneumonie bei Neugeborenen – 5151421 .... 114(17)
Chronische Pneumonie – 51421543 .... 114(20)
chronische unspezifische Polyarthritis – 8914201 .... 114(26)
Angeborener Herzfehler – 14891548 .... 114(30)
Rachitis – 5481232 .... 115(07)
Erbrechen – 1454215 .... 115(13)
Rheumatismus – 5481543 .... 115(25)
Sepsis bei Neugeborenen – 4514821 .... 115(28)
Spasmophilie – 5148999 .... 116(01)
Staphylokokkeninfektion – 5189542 .... 116(06)
Stenosierende Laryngitis – 1489542 .... 116(11)
Subfebrilität bei Kindern – 5128514 .... 116(16)
Krämpfe – 51245424 .... 116(23)
Allergische Subsepsis Wissler -Fanconi – 5421238 .... 116(28)
Toxisches Syndrom – 5148256 .... 116(32)
Trauma intrazerebrale bei der Geburt – 518999981 .... 117(04)
Tuberkulose – 5148214 .... 117(09)
Tuberkulotische früh - Intoxikation – 1284345 .... 117(14)
Phenylketonurie -5148321 .... 117(19)
Phosphat – Diabetes – 5148432 .... 117(24)
De-Toni-Debré-Fanconi-Syndrom – 4514848 .... 117(31)
Zöliakie – 4154548 .... 118(04)
Exsudative Enteropathie – 4548123 .... 118(08)

Chirurgische Erkrankungen im Kindesalter – 5182314 .... 118(16)
Angiom – 4812599 .... 118(23)
Appendizitis – 9999911 .... 118(26)
Gallengangsatresie – 9191918 .... 118(30)
Dünndarmatresie – 9188888 .... 118(33)
Zwölffingerdarm -Atresie und -Stenose – 5557777 .... 119(01)
Anus – und Rectum –Atresie – 6555557 .... 119(05)
Speiseröhrenatresie - 8194321 .... 119(09)
Embryonale Nabelhernie – 5143248 .... 119(12)
Hernia diaphragmatica – 5189412 .... 119(17)
Meckel-Divertikel – 4815475 .... 119(21)

© Г. П. Грабовой, 1999

Invagination – 5148231 .... 119(26)
Kephalhämatom – 48543214 .... 119(31)
Gastrointestinale Blutungen – 5121432 .... 120(01)
Gaumenspalte – 5151515 .... 120(06)
Chemische Verätzung der Speiseröhre – 5148599 .... 120(09)
Epiphysen-Osteomyelitis – 12345895 .... 120(13)
Pylorusstenose – 5154321 .... 120(16)
Teratom im Steissbein-kreuz-bereich – 481543238 ...... 120(20)
Phlegmone bei Neugeborenen – 51485433 .... 120(24)

**Kapitel 17. GEBURTSHILFE,
FRAUENKRANKHEITEN –
1489145** .... **121(06)**
Anomalien der Geburtstätigkeit – 14891543 .... 121(10)
Asphyxie des Fetus und Neugeborenen – 4812348 ...... 121(15)
Uterine Schwangerschaft – 1899911 .... 121(21)
Bauchhöhlenschwangerschaft – 4812311 .... 121(26)
Schwangerschaft und Geburt, Bestimmung
der Frist (Zeitdauer) - 1888711 .... 121(32)
Schwangerschaft mit mehreren Feten – 123457854 ..... 122(07)
Übertragene Schwangerschaft – 5142148 .... 122(11)
Erkrankung der Milchdrüsen – 48123147 .... 122(15)
Blutungen in der Frauenheilkunde – 4814821 .... 122(19)
Übermäßiges Fruchtwasser – 5123481 .... 122(24)
Anästhesie bei der Geburt – 5421555 .... 122(28)
Bearbeitung: Desinfizierung der Nabelschnur
der Neugeborenen – 0123455 .... 123(01)
Postnatale Periode (normal,nach der Entbindung) –
12891451 .... 123(09)
Postnatale Periode (pathologisch) - 41854218 .... 123(12)
Vorliegen und Ausfall des Nabelschnur – 1485432 ..... 123(18)
Vorliegen der Plazenta (Placenta praevia) – 1481855 ... 123(23)
Vorzeitige Ablösung der normal
liegenden Plazenta - 1111155 .... 123(26)
Frühgeburt – 1284321 .... 124(01)
Blasen- (Vesikel-)Verwehung – 4121543 .... 124(04)
Riss der Geschlechtsorgane – 148543291 .... 124(09)
Toxikose bei Schwangeren – 1848542 .... 124(15)

© Г. П. Грабовой, 1999

Enges Becken – 2148543 .... 124(21)
Anatomisch enges Becken – 4812312 .... 124(25)
Klinisch enges Becken – 4858543 .... 124(28)
Embolie durch Fruchtwasser – 5123412 .... 125(01)
Frauenkrankheiten – 1854312 .... 125(06)
Adnexitis – 5143548 .... 125(08)
Adrenogenitales Syndrom – 148542121 .... 125(10)
Algodysmenorrhoe – 4815812 .... 125(16)
Amenorrhoe – 514354832 .... 125(19)
Anovulatorer Zyklus – 4813542 .... 125(22)
Adnexapoplexie – 1238543 .... 125(26)
Bartolinitis – 58143215 .... 125(30)
Fluor Albus (Ausfluss) – 5128999 .... 125(33)
Unfruchtbarkeit – 9918755 .... 126(04)
Vaginitis (Kolpitis) – 5148533 .... 126(08)
Vulvitis – 5185432 .... 126(11)
Vulvovaginitis – 5814513 .... 126(15)
Gonorrhoe bei Frauen – 5148314 .... 126(18)
Juckreiz der Vulva – 5414845 .... 126(21)
Adnexzysten (Eierstockzysten)- 5148538 .... 126(24)
Zystom (Kistadenom) der Eierstöcke – 58432143 ..... 126(28)
Klimakterium, Klimakterische Neurosen - 4851548 .... 126(31)
Kolpitis – 5148533 .... 127(01)
Kraurosis der Vulva – 58143218 .... 127(03)
Dysfunktionale Uterusblutungen 4853541 .... 127(08)
Leukoplakie der Vulva, des Uterushalses – 5185321 .... 127(12)
Uterusmyom – 51843216 .... 127(21)
Oophoritis – 5143548 .... 127(24)
Gebermuttersenkung und Ausfall des Uterus
und der Vagina – 514832183 .... 127(28)
Parametritis – 5143215 .... 128(01)
Polypen des Uterushalses und - körpers – 518999973 ..... 128(04)
Vormenstruales Syndrom – 9917891 .... 128(10)
Krebs der weiblichen Geschlechtsorgane – 5148945 .... 128(15)
Salpingitis – 5148914 .... 128(20)
Syndrom der Sklerozystischen Eierstöcke
(Stein-Leventhal-Syndrom) -518543248 .... 128(23)
Tuberkulose der Geschlechtsorgane – 8431485 .... 128(29)

© Г. П. Грабовой, 1999

Chorioepitheliom – 4854123 .... 129(01)
Endometriose – 5481489 .... 129(05)
Endometritis – 8142522 .... 129(09)
Endozervizitis – 4857148 .... 129(12)
Erosion des Gebärmuterhalses – 54321459 .... 129(15)

Kapitel 18. NERVENKRANKHEITEN - 148543293 ... 130(06)
Hirnabszess – 1894811 .... 130(09)
Aneurysma der hirnversorgenden Gefäße –1485999 .... 130(12)
Arachnoiditis – 4567549 .... 130(17)
Asthenisches Syndrom – 1891013 .... 130(21)
Athetose – 1454891 .... 130(26)
Laterale amyotrophe Sklerose – 5148910 .... 130(29)
Hydrocephalus – 81432143 .... 131(01)
Hepatozerebrale Dystrophie - 48143212 .... 131(04)
Kopfschmerzen (Cephalgie) – 4818543 .... 131(11)
Kopfschwindel – 514854217 .... 131(15)
Kinderlähmung (zerebral) – 4818521 .... 131(20)
Dienzephales (hypothalamisches) Syndrom -514854215 ... 131(25)
Cerebrovaskulärer Insult – 4818542 .... 131(30)
Spinalparalyse (Spinaler Insult) – 8888881 .... 131(33)
Koma – 1111012 .... 132(01)
Meningitis - 51485431 .... 132(05)
Myasthenie – 9987542 .... 132(08)
Myelitis – 4891543 .... 132(13)
Myelopathie – 51843219 .... 132(18)
Migränoide Neuralgie – 4851485 .... 132(23)
Migräne – 4831421 .... 132(29)
Myotonie congenita (Thomsen –Syndrom) – 4848514 ..... 132(33)
Myotonie dystrophische Kuschmann-Batten-Steiner-
Syndrom – 481543244 .... 133(05)
Mononeuropathie – 4541421 .... 133(15)
Narkolepsie – 48543216 .... 133(19)
Neuropathie der Gesichtsnerven – 518999955 .... 133(24)
Trigeminus – Neuralgie – 5148485 .... 133(28)
Neurorheumatismus - 8185432 .... 133(33)
Neurosyphilis – 5482148 .... 134(01)
Ohnmacht (Synkope) – 4854548 .... 134(04)

© Г. П. Грабовой, 1999

Gürtelrose (Flechte) – 51454322 ....134(09)
Gehirntumor – 5451214 .... 134(14)
Rückenmarktumore – 51843210 .... 134(19)
Tumor am peripheren Nervensystem -514832182 .... 134(23)
Ophthalmoplegie – 4848532 .... 134(27)
Parkinsonismus – 5481421 .... 134(31)
Periodische familiäre Lähmung – 5123488 .... 135(04)
Peroneale Amyotrophie Scharko – Mari - 4814512 .... 135(10)
Polyneuropathie – 4838514 .... 135(16)
Dimyelinisierende Polyradikuloneuropathie
(Polyradikulitis) – Guillain-Barre-Syndrom – 4548128 ..... 135(24)
Akute epidemische Poliomyelitis – 2223214 .... 135(28)
Postpunktiones Syndrom – 818543231 .... 136(04)
Progressierende Muskeldystrophie – 85432183 .... 136(08)
Schlafstörungen – 514248538 .... 136(15)
Banale Radikulitis (Radikulopathie der Bandscheiben) –
5481321 .... 136(20)
Multiple Sklerose – 51843218 .... 136(26)
Syringomyelie – 1777771 .... 136(33)
Spinale Amyotrophie (Spinale Muskelatrophie)– 5483312.. 137(05)
Tremor – 3148567 .... 137(12)
Phakomatosen – 5142314 .... 137(17)
Funikuläre Myelose – 518543251 .... 137(22)
Chorea – 4831485 .... 137(27)
Schädel-Hirn-Trauma – 51843213 .... 137(32)
Eidi-Syndrom – 18543211 .... 138(01)
Virale Enzephalitis – 48188884 .... 138(06)
Epiduritis – 888888149 .... 138(10)

**Kapitel 19. PSYCHISCHE KRANKHEITEN –
8345444 .... 139(06)**
Alkoholismus – 148543292 .... 139(09)
Amnestisches (Korsakov-) Syndrom – 4185432 .... 139(19)
Affektive Syndrome – 548142182 .... 139(24)
Wahn - Syndrome – 8142351 .... 140(01)
Halluzinations Syndrom (Halluzinose) - 4815428 .... 140(06)
Psychischer Defekt – 8885512 .... 140(11)
Intoxikationspsychose - 1142351 .... 140(18)

© Г. П. Грабовой, 1999

Hysterische Syndrome – 5154891 .... 140(24)
Katatonische Syndrome – 51843214 .... 140(28)
Maniakal –depressive Psychose – 514218857 .... 140(33)
Zwangsvorstellungszustände – 8142543 .... 141(06)
Narkomanie (Toxikomanie) – 5333353 .... 141(12)
Neurose – 48154211 .... 141(20)
Negative (Defekte) Zustände – 5418538 .... 141(24)
Oligophrenie (Demenz) – 1857422 .... 141(31)
Bewusstseinstrübung – 4518533 .... 142(01)
Präsenile (involutive, voraltersbedingte) Psychose –
18543219 .... 142(05)
Progrediente Lähmungen – 512143223 .... 142(14)
Psychoorganisches Syndrom – 51843212 .... 142(20)
Psychopathien – 4182546 .... 142(25)
Reaktive Psychosen – 0101255 .... 142(29)
Syndrom der überschätzten Ideen – 148454283 .... 143(01)
Senestopatisch – hypochondrisches Syndrom -1488588 ... 143(08)
Senile Psychose – 481854383 .... 143(15)
Symptomatische Psychose – 8148581 .... 143(20)
Toxikomanie und Narkomanie – 1414551 .... 143(25)
Traumatische Enzephalopathie – 18543217 .... 143(30)
Schizophrenie – 1858541 .... 144(01)
Epilepsie – 1484855 .... 144(06)

Kapitel 20. SEXUELLE STÖRUNGEN – 1456891 ....145(06)
Vaginismus – 5142388 .... 145(10)
Hypersexualität – 5414855 .... 145(15)
Impotenz – 8851464 .... 145(19)
Onanismus (Masturbation) – 0021421 .... 145(23)
Sexuelle Perversion – 0001112 .... 145(28)
Eingebildete sexuelle Störungen – 1484811 .... 146(05)
Neurohumorale sexuelle Störungen – 1888991 .... 146(10)
Psychische sexuelle Störungen - 2148222 .... 146(17)
Störungen des Erektionsbestandteiles des kopulativen
Zyklus -184854281 .... 146(23)
Störungen des Ejakulationsbestandteiles des kopulativen
Zyklus -1482541 .... 146(33)
Frigidität – 5148222 .... 147(05)

© Г. П. Грабовой, 1999

Kapitel 21. HAUT UND VENERISCHE
KRANKHEITEN – 18584321 .... 148(06)
Aktinomykose der Haut (tiefe Pseudomykose) –
148542156 .... 148(10)
Alopezie (Kahlkopf) – 5484121 .... 148(13)
Haut Angiitis (Vaskulitis)- 1454231 .... 148(17)
Atopische Dermatitis – 5484215 .... 148(23)
Balanoposthitis – 5814231 .... 148(29)
Warzen – 5148521 .... 148(33)
Haut Vaskulitis – 5142544 .... 149(05)
Vitiligo – 4812588 .... 149(13)
Gonorrhoe (männliche) – 2225488 .... 149(19)
Pilz Mykose - 4814588 .... 149(25)
Dermatitis – 1853121 .... 149(28)
Ichthyose – 9996789 .... 149(32)
Candidose – 9876591 .... 150(01)
Hautjuckreiz – 1249812 .... 150(07)
Kondylom, spitzes – 1489543.................................... 150(14)
Nesselfieber – 1858432 .... 150(19)
Lyell –Syndrom – 4891521 .... 150(23)
Lepra – 148543294 .... 150(28)
Inguinale Lymphogranulomatose – 1482348 .... 150(31)
Rote flache Flechte – 4858415.................................. 151(01)
Bunte (kleieartige) Flechte – 18543214 .... 151(06)
Rosa Flechte – 5148315 .... 151(10)
Mastozytose – 148542171 .... 151(15)
Mikrosporie – 1858321 .... 151(19)
Molluscum contagiosum – 514321532 .... 151(23)
Neurodermitis – 1484857 ....151(27)
Hauttumor – 1458914 .... 151(32)
Pyodermie – 51432149 .... 152(01)
Juckflechte (Krätze, Skabies) – 5189123 .... 152(05)
Psoriasis – 999899181 ....152(10)
Pyodermie – 8145321 ....152(13)
Rosazea – 518914891 .... 152(20)
Rubromycosis – 4518481... 152(26)
Seborrhoe – 1234512 .... 152(29)
Syphilis – 1484999 .... 153(01)

© Г. П. Грабовой, 1999

Stevens –Johnson –Syndrom – 9814753 .... 153(07)
Toxikodermie (Toxidermie) – 514832184 .... 153(14)
Trichophytie – 4851482 .... 153(21)
Hauttuberkulose – 148543296 .... 153(27)
Pickeln, einfache – 514832185 .... 153(32)
Favus (Kopfgrind) – 4851481 .... 154(05)
Skabies (Krätze) – 8132548 .... 154(09)
Schanker, weicher – 4815451 .... 154(13)
Ekzem – 548132151 .... 154(17)
Epidermophytie – 5148532 .... 154(24)
Erythema nodosum – 15184321 .... 154(28)
Erythema exsudativum multiforme - 548142137 .... 154(33)
Erythrasma – 4821521 .... 155(05)

Kapitel 22. CHIRURGISCHE KRANKHEITEN – 18574321 .... 156(06)
Chirurgische Krankheit bei Erwachsenen -5843215 ...... 156(08)
Abszess – 8148321 .... 156(11)
Adenom der Vorsteherdrüse (Adenom der Prostata) – 51432144 .... 156(15)
Aktinomykose – 4832514 .... 156(19)
Aneurysma – 48543218 .... 156(23)
Herzaneurysma – 9187549 .... 156(33)
Appendizitis – 54321484 .... 157(01)
Atherom – 888888179 .... 157(05)
Bronchiektasien – 4812578 .... 157(09)
Variköse Venenerweiterung der unteren Extremitäten - 4831388 .... 157(14)
Variköse Erweiterung der Venen der Samenschnur - 81432151 .... 157(20)
Hydrozelle des Hodens und der Samenschnur -481543255. 157(27)
Verrenkung (Verstauchung) – 5123145 .... 157(32)
Mastdarmvorfall – 514832187 .... 158(01)
Gasgangrän – 45143218 .... 158(05)
Gangrän der Lunge – 4838543 .... 158(08)
Hämarthrose - 4857543 .... 158(12)
Hämorrhoiden – 58143219 .... 158(15)
Hydroadenitis – 4851348 .... 158(18)

© Г. П. Грабовой, 1999

Gynäkomastie – 4831514	158(21)
Hernien – 95184321	158(24)
Syndrom des kleinen Magens (Dumpingsyndrom) – 4184214	158(29)
Divertikeln – 48543217	158(33)
Divertikel des Dickdarm – 4851614	159(04)
Cholezystolithiasis - 0148012	159(13)
Mechanische Gelbsucht – 8012001	159(18)
Akuter Harnverhalt – 0144444	159(22)
Sollinger – Ellison – Syndrom – 148543295	159(29)
Fremdkörper in den Bronchien – 5485432	159(33)
Fremdkörper im Magen – 8184321	160(04)
Fremdkörper in der Speiseröhre – 14854321	160(09)
Fremdkörper in weichem Gewebe – 148543297	160(13)
Karbunkel – 483854381	160(17)
Zyste der Milchdrüse – 4851432	160(21)
Zysten und Fisteln des Halses, lateral – 514854214	160(25)
Zysten und Fisteln des Halses, medial – 4548541	160(29)
Unspezifische ulzeröse Kolitis – 48143211	161(01)
Epithelialer Steißbeingang – 9018532	161(08)
Klumpfuß – 485143241	161(14)
Schiefhals – 4548512	161(20)
Kryptorchismus – 485143287	161(26)
Innere Blutungen – 5142543	161(30)
Äußere Blutungen – 4321511	162(01)
Morbus Crohn – 94854321	162(05)
Leiomyom – 5514214	162(12)
Lymphadenitis – 4542143	162(15)
Lymphangitis – 484851482	162(18)
Lipom – 4814842	162(22)
Pseudoarthrose – 4814214	162(25)
Mastitis – 8152142	162(29)
Mastopathie – 84854321	162(32)
Megakolon – 4851543	163(01)
Mediastinitis – 4985432	163(05)
Darmileus – 4548148	163(08)
Eingewachsener Nagel – 4548547	163(13)
Erfrierungen – 4858514	163(17)

© Г. П. Грабовой, 1999

Thermische Verbrennungen – 8191111 .... 163(20)
Okklusion der magistralen Arterien (Verschluss) –
81543213 .... 163(24)
Orchiepididymitis – 818432151 .... 163(29)
Traumatische Osteomyelitis – 514854221 .... 163(32)
Akutes Abdomen – 5484543 .... 164(01)
Akuter Pankreatitis – 4881431 .... 164(07)
Akuter Cholezystitis – 4154382 .... 164(12)
Panaritium – 8999999 .... 164(15)
Penetrierendes Ulkus – 9148532 .... 164(19)
Fraktur – 7776551 .... 164(24)
Peritonitis – 1428543 .... 164(27)
Pyopneumothorax – 148543299 .... 164(32)
Plattfuß – 1891432 .... 165(01)
Spontaner Pneumothorax – 481854221 .... 165(04)
Verletzung der inneren Organe – 8914319 .... 165(10)
Polyp – 4819491 .... 165(14)
Postcholezystektomie - Syndrom - 4518421 .... 165(19)
Penetrierendes Ulcus - 8143291 .... 165(24)
Dekubitus – 6743514 .... 165(30)
Prostatitis – 9718961 .... 166(04)
Meniskusriss – 8435482 .... 166(06)
Wunden – 5148912 .... 166(09)
Mastdarmfisteln – 5189421 .... 166/13)
Magenausgangsstenose (Pylorusstenose) - 81543211 ...... 166(20)
Analkanalriss – 81454321 .... 166(26)
Thrombangitis – 5432142 .... 166(31)
Thrombophlebitis – 1454580 .... 167(04)
Knochentuberkulose – 148543281 .... 167(06)
Urethritis – 1387549 .... 167(10)
Prellung – 0156912 .... 167(14)
Fibroadenom der Milchdrüse – 4854312 .... 167(17)
Phimose und Paraphimose – 0180010 .... 167(21)
Phlebothrombose – 1454580 .... 167(25)
Phlegmone – 48143128 .... 167(30)
Furunkel – 5148385 .... 167(33)
Cholangitis – 8431548 .... 168(04)
Elektrotrauma – 5185431 .... 168(07)

© Г. П. Грабовой, 1999

Pleuraempyem – 514854223 .... 168(12)
Obliterierende Endarteriitis – 4518521 .... 168(16)
Trophisches Ulkus – 514852154 .... 168(22)
Chirurgische Erkrankungen bei Neugeborenen-514218871..... 168(28)
Chirurgische Erkrankungen der Bauchraumorgane -5184311.. 168(31)
Angeborene Cholangiopathien bei Neugeborenen-948514211.... 169(01)
**Chirurgische Erkrankungen der Thoraxraumorganen-
5184312... 169(07)**
Atresie der Speiseröhre - 518543157 .... 169(10)
Angeborene Hernie diaphragmatika – 518543257 .... 169(16)
Angeborene Lungenzysten – 4851484 .... 169(22)
Pneumothorax – 5142147 .... 169(27)
Tracheoösophagealfistel – 514854714 .... 169(31)
Eitrig-entzündliche Erkrankungen - 514852171............... 170(01)
Mastitis bei Neugeborenen – 514854238 ....170(04)
Akute hämatogene Osteomyelitis – 5141542 ....170(08)
Peritonitis – 4184321 .... 170(12)
Akute Paraproktitis – 4842118 .... 170(19)
Nekrotische Phlegmone bei Neugeborenen – 514852173 .. 170(24)
Erkrankungen des Stütz – und Bewegungsapparates -
514218873 .... 170(29)
Traumen und orthopädische Erkrankungen - 1418518 .... 171(01)
Ankylose – 1848522 .... 171(05)
Bursitis – 75184321 .... 171(08)
Hämarthrose – 7184321... 171(11)
Deformierung der 1.Zehe des Fußes nach außen-5418521.. 171(14)
Dupuytren - Kontraktur – 5185421 .... 171(19)
Gelenkkontraktur – 8144855 .... 171(23)
Pseudoarthrose – 8214231 .... 171(26)
Verletzung der inneren Organen – 5432188 ....171(30)
Zerrung - 5148517 .... 172(01)
Traumatische Amputation – 5451891 .... 172(05)
Traumatischer Schock – 1454814 .... 172(09)

Kapitel 23. HNO - Erkrankungen – 1851432 .... 173(06)
Adenoide – 5189514 .... 173(10)
Angina (akute Tonsillitis) – 1999999 .... 173(14)
Antritis (Otoantritis) – 1844578 .... 173(18)

© Г. П. Грабовой, 1999

Atresie und Synechie der Nasenhöhle -1989142 .... 173(21)
Aerosinusitis – 514854237 .... 173(26)
Nasenscheidewandhämatom – 5431482 .... 173(31)
Hypertrophie der Gaumenmandeln – 4514548 .... 174(01)
Kehlkopfdiaphragma – 148543283 .... 174(07)
Eustachiitis - 18554321 .... 174(10)
Retropharyngealabszess- 1454321 .... 174(14)
Fremdkörper – 54321545 .... 174(19)
Septumdeviation (Deformierung der Nasenscheidewand)
–148543285... 174(25)
Nasenbluten (Epistaxis) – 65184321 .... 174(31)
Labyrinthitis – 48154219 .... 175(01)
Laryngitis – 4548511 .... 175(05)
Laryngospasmus – 485148248 .... 175(08)
Akute Mastoiditis – 514832186 .... 175(14)
Menière-Krankheit (Morbus Menière) – 514854233 .... 175(20)
Mukozele (Pyozele) des Sinus frontalis – 5148322 .... 175(27)
Schnupfen (Rhinitis) – 5189912 .... 175(31)
Rhinitis, vasomotorisch, allergische - 514852351 .... 175(33)
Tinnitus (Cochleare Neuritis, Nervus-akustikus-Neuritis) -
1488513 .... 176(05)
Ozaena (übel riechende Rhinitis) – 514854241 .... 176(08)
Kehlkopftumor – 5148742 .... 176(15)
Kehlkopfödem – 2314514 .... 176(20)
Othämatom – 4853121 .... 176(27)
Otitis – 55184321 .... 176(33)
Otomykose – 514832188 .... 177(01)
Otosklerose – 4814851 .... 177(07)
Kehlkopflähmung – 1854555 .... 177(11)
Nasenpolypen – 5519740 .... 177(18)
Otogene Sepsis – 5900001 .... 177(22)
Zerumen (Ohrenschmalz) – 48145814 .... 177(29)
Sinusitis – 1800124 .... 177(33)
Sklerom (Rhinosklerom) – 0198514 .... 178(01)
Kehlkopfstenose – 7654321 .... 178(05)
Angeborener Stridor – 4185444 .... 178(10)
Akute Tonsillitis – 1999999 .... 178(13)
Chronische Tonsillitis – 35184321 .... 178(15)

© Г. П. Грабовой, 1999

Ohrentraumen – 4548515 .... 178(19)
Kehlkopftuberkulose – 5148541 .... 178(22)
Pharyngitis – 1858561 .... 178(27)
Pharyngomykose – 1454511 .... 178(30)
Nasenrachenraumfibrom – 1111122 .... 178(33)
Furunkel am Naseneingang -1389145 .... 179(01)

Kapitel 24. AUGENKRANKHEITEN - 1891014 .... 180(06)
Amblyopie – 1899999 .... 180(08)
Asthenopie - 9814214 .... 180(12)
Astigmatismus – 1421543 .... 180(15)
Atrophie des Nervus opticus – 5182432............................. 180(19)
Blepharitis – 5142589 .... 180(24)
Kurzsichtigkeit (Myopie) – 548132198 .... 180(26)
Frühlingskatarrhe – 514258951 .... 180(31)
Augenlinsenluxation – 25184321 .... 181(01)
Augenlidausstülpung – 5142321.. 181(05)
Hemeralopia – 5142842 .... 181(16)
Glaukom – 5131482 .... 181(20)
Dakryozystitis – 45184321 .... 181(27)
Weitsichtigkeit – 5189988 .... 181(30)
Gestauter Nervus opticus – Diskus – 145432152............... 182(01)
Iritis – 5891231 .... 182(06)
Katarakt – 5189142 .... 182(09)
Keratitis – 518432114 .... 182(12)
Konjunktivitis - 5184314 .... 182(15)
Schielen (Strabismus) – 518543254 .... 182(18)
Pterygium – 18543212 .... 182(22)
Neuritis des Nervus opticus – 5451589 ....182(26)
Verschluss der zentralen Netzhautarterie -514852178 .... 182(34)
Verschluss der zentralen Netzhautvene -7777788 .... 183(04)
Brandverletzung des Auges – 8881112 ....183(09)
Ptose des Oberlids – 18543121 .... 183(14)
Netzhautablösung – 1851760 .... 183(19)
Panophthalmitis – 5141588 .... 183(24)
Presbyopie – 1481854 .... 183(27)
Verletzungen des Augenapfels -518432118 .... 183(32)
Retinitis – 5484512 .... 184(01)

© Г. П. Грабовой, 1999

Lichtophthalmie - 5841321 .... 184(04)
Sympathische Entzündung – 8185321 .... 184(08)
Skleritis, Episkleritis – 514854248 .... 184(13)
Trachoma – 5189523 .... 184(17)
Uveitis – 548432198 .... 184(20)
Chalazion – 5148582 .... 184(23)
Chorioiditis – 5182584 .... 184(26)
Exophthalmia – 5454311 .... 184(30)
Endophthalmitis – 514254842 .... 184(33)
Ulcerative Keratokonjunktivitis – 548432194 .... 185(03)
Gerstenkorn – 514854249 .... 185(12)

Kapitel 25. ERKRANKUNGEN DER ZÄHNE UND MUNDHÖHLE - 1488514 .... 186(06)

Paramaxillarer Abszess – 518231415 .... 186(10)
Alveolitis – 5848188 .... 186(14)
Ankylose der Artikulatio temporomandibularis –
514852179 .... 186(17)
Arthritis der Artikulatio temporomandibularis-
548432174 .... 186(21)
Luxation der Artikulatio temporomandibularis -
5484311 .... 186(26)
Zahnluxation – 485143277... 186(30)
Gingivitis - 548432123 .... 186(33)
Zahnhyperästhesie – 1484312 .... 187(01)
Hypoplasie des Zahnschmelzes - 74854321 .... 187(04)
Glossalgie – 514852181 .... 187(07)
Glossitis – 1484542 .... 187(10)
Zahnstein – 514852182 .... 187(13)
Karies – 5148584 .... 187(16)
Kieferzyste – 514218877 .... 187(20)
Blutung nach der Zahnexstirpation - (OP)–8144542 .... 187(24)
Xerostomie – 5814514 .... 187(29)
Leukoplakia – 485148151 .... 187(32)
Osteomyelitis des Kiefers – 5414214 .... 188(01)
Akute Zahnschmerzen – 5182544 .... 188(05)
Papillitis – 5844522 .... 188(10)
Parodontose – 58145421 .... 188(13)

© Г. П. Грабовой, 1999

Parodontitis – 5182821 .... 188(18)
Zahnfraktur – 814454251 .... 188(22)
Kiefernfrakturen – 5182148 .... 188(26)
Perikoronaritis – 5188888 .... 188(29)
Periodontitis, apikale – 3124601 .... 188(33)
Pulpitis – 1468550 .... 189(01)
Chronische stomatogene Infektion -514854814 .... 189(04)
Stomatitiden – 4814854 .... 189(11)
Neben- (Para-) Kieferphlegmone – 5148312 .... 189(14)
Cheilitis – 518431482 .... 189(19)

**Kapitel 26. UNBEKANNTE KRANKHEITEN
UND ZUSTÄNDE -1884321 .... 190(06)**

**Kapitel 27. NORM DER LABORWERTE -
1489991 ....191(06)**
Blutsystem – 148542139 .... 192(19)
Urin – 1852155 198
Darminhalt – 1485458 201
Speichel – 514821441 202
Magensaft – 5148210 202
Galle – 514852188 205
Biochemie des Blutes – 514832189 207
Angaben der Systemaktivität
der neuroendokrinologischen Regulation - 518432121 216

**Anlage 1. KONZENTRATION AUF
ACHTSTELLIGE ZAHLENREIHEN......... 220**

**Anlage 2. KONZENTRATION AUF
NEUNSTELLIGE ZAHLENREIHEN......... 227**

Sachregister 239

© Г. П. Грабовой, 1999

Einführung

In diesem Buch ist das System des Aufbaus der Gesundheit durch Konzentration auf siebenstellige, achtstellige und neunstellige Zahlen dargestellt, welche ich im Laufe meiner praktischen Arbeit empfangen habe. Grundlegend sind die siebenstelligen Zahlenreihen, weil sie die Bedeutung der Zahlen beim Aufbau und der Wiederherstellung des Organismus im Allgemeinen erfassen. Für die analytische Praxis sind – im Inhaltsverzeichnis und im weiteren Buch – auch achtstellige und neunstellige Zahlen angegeben.
Durch die Vertiefung in dieses „Gesundheitsaufbauprinzip" kann man eine Konzentration aus einer anderen Konzentration bekommen und folglich kann man Schlüsse ziehen, die eine verbindende und umfassende Diagnose zulassen.
Das System der Konzentration auf die entsprechenden Zahlenkombinationen – nach vorheriger, vertiefender Diagnose – ermöglicht es, Menschen zu heilen oder deren Gesundheitszustand prophylaktisch zu verbessern. Außerdem kann man die wiederherstellenden Abhängigkeiten zwischen mehreren Diagnosen ermitteln. Wenn man also eine Kombination aus sieben Zahlen für eine Krankheit nimmt und eine weitere für eine andere Erkrankung, so kann man aus der Bedeutung der Zahlen eine Information darüber erhalten, was die Erkrankungen und deren jeweilige allgemeine Behandlungsmethode verbindet.
So kann man eine Behandlung durch das Verständnis der Situation - und des entsprechenden geistigen Zustandes - einfach auf ein „Ein-Impuls-Niveau" (zurück-) führen. In diesem Fall bezieht sich die Konzentration des Aufbaus auf konkrete Erkrankungen. Man kann sie aber auch auf jede beliebige Situation der Steuerung von Ereignissen zu Lebzeiten, sowie auf die Wiederherstellung des Menschen nach seinem biologischen Tod, übertragen.

© Г. П. Грабовой, 1999

Die Konzentration für den Erhalt, den Wiederaufbau oder für eine Steuerung kann vom Individuum selbst durchgeführt werden, man kann sie aber auch für andere Menschen durchführen. Dabei kann man sich zum Beispiel auf eine Zahlenkombination zu einem entsprechenden Kapitel konzentrieren. Das empfiehlt sich, wenn die Krankheit grundsätzlich zu diesem Kapitel gehört, es aber keine konkrete Diagnose gibt, denn damit werden gleichzeitig alle Krankheitsbilder dieses konkreten Kapitels erfasst.

Wenn die Diagnose bekannt ist, konzentriert man sich auf die konkreten Zahlen der entsprechenden Diagnose. Man kann dabei verschiedene Konzentrationsmethoden anwenden (die Zahlenkombination „auseinandernehmen") und zu verstehen versuchen, wie man die Kombination anordnen soll, um eine Hinführung in Richtung des Aufbaus voller Gesundheit zu erzielen. Entwickeln Sie Ihre ganz eigenen Konzentrationsmethoden!

Die hier beschriebene Herangehensweise erstreckt sich auf das allgemeine System der Steuerung durch Konzentration auf Zahlenkombinationen. Führen Sie die Konzentrationen der Reihe nach durch: zum Beispiel von der ersten bis zur letzten Ziffer, oder durch Auswählen einzelner Ziffern oder von Teilen der Zahlenkombination. So werden die Konzentrationen unterschiedlich. Die Konzentrationsmethode kann ganz individuell sein, so wie Sie sie benutzen möchten.

Die Konzentrationen kann man jederzeit durchführen. Man kann sie sich entweder merken, aufschreiben oder sonstwie festhalten.

Wichtig ist, zu verstehen, wie groß die geistige (mentale) Bedeutung zur Entstehung und Beseitigung von Krankheiten ist und wie man dieses Wissen auf die Menschen und auf ein System zur Vorbeugung oder zur Rettung von globalen Katastrophen übertragen kann. Je schneller sich dieses Wissen verbreitet, desto schneller können individuelle und auch kollektive Ergebnisse erzielt werden.

© Г. П. Грабовой, 1999

KAPITEL 1

KRITISCHE ZUSTÄNDE – 1258912

AKUTE RESPIRATORISCHE INSUFFIZIENZ - 1257814 – ist ein pathologischer Zustand des Organismus, bei welchem der normale Säure-Basen-Haushalt nicht erreicht wird, oder er wird durch die Spannung der kompensatorischen Mechanismen der äußeren Atmung erreicht. Das charakterisiert sich: durch die Senkung des pO2 im arteriellen Blut (PaO2) unter 50 mm Hg bei der Einatmung von Atmosphärenluft; Steigerung pCO2 im arteriellen Blut (PaCO2) über 50 mm Hg; Störung der Mechanik und der Rhythmik des Atmens; Senkung des pH-Wertes (7,35).

AKUTE KARDIOVASKULÄRE INSUFFIZIENZ – 1895678 – ist die verlorene Fähigkeit des Herzens, eine adäquate Blutversorgung der Organe und der Systeme zu gewährleisten. Dies ist ein Missverhältnis zwischen der Pumpfähigkeit des Herzens und dem Sauerstoffbedarf des Gewebes und ist charakterisiert durch einen niedrigen Blutdruck und die Senkung des Blutflusses im Gewebe.

HERZSTILLSTAND (klinischer Tod) - 8915678 – das ist ein Übergangszustand zwischen Leben und Tod – es ist noch nicht der Tod, aber es ist nicht mehr das Leben. Er beginnt mit dem Moment der Unterbrechung der Tätigkeit des ZNS, des Kreislaufs und der Atmung bis zum Eintreten von nicht umkehrbaren Änderungen in den Geweben und an erster Stelle im Gehirn.

© Г. П. Грабовой, 1999

TRAUMATISCHER SCHOCK, SCHOCK UND SCHOCKÄHNLICHE ZUSTÄNDE –1895132 — ein schwerer (ernster) Zustand, der durch ein Trauma hervorgerufen wurde, begleitet von deutlichen Funktionsstörungen der lebenswichtigen Organe, an erste Stelle des Kreislaufs und der Atmung.

KAPITEL 2

TUMORERKRANKUNGEN – 8214351

BÖSARTIGE GESCHWÜLSTE MUND-RACHEN-BEREICH - 1235689 – eine flachzellige, lymphoepitheliome und nichtdifferenzierte Krebsform, welche Tumoren der Gaumenmandeln, der Zungenwurzel und der hinteren Rachenwand umfasst.

BÖSARTIGE DÜNNDARMGESCHWÜLSTE - 5485143 – stellen sich als Karzinoid, Krebs, Leiomyosarkom dar, die sich im terminalen Abschnitt des Krummdarms, des Zwölffingerdarms und des Enddünndarms lokalisieren.

BÖSARTIGE HODENGESCHWÜLSTE – 5814321 - stellen sich als germinale Tumoren dar, welche vom Samenepithel ausgehen, und als nicht germinale Tumoren, die von den hormonproduzierenden Zellen und aus dem Stroma hervorgehen.

LYMPHOME DER HAUT - 5891243 – sind eine Tumorgruppe, die sich primär oder überwiegend in der Haut aus den T- und B-Lymphozyten entwickelt.

MESOTHELIOM – 58912434 – ist ein bösartiger Tumor, entsteht in der Pleura oder im Peritoneum

© Г. П. Грабовой, 1999

MELANOM – 5674321 – ist ein bösartiger Tumor, welcher aus den Melanozyten entsteht. Häufig ist er in der Haut lokalisiert, seltener in den Konjunktiven, in der chorialen Hülle des Auges, der Nasenschleimhaut, der Mundhöhle, in der Vagina, im Mastdarm (Rectum).

NEUROBLASTOM – 8914567 – sind bösartige Tumoren mit Metastasen im Skelett oder in der Leber. Sie entstehen in den sympathischen Nerven und Ganglien und auch in der medullären Schicht der Nebennieren.

BÖSARTIGE KNOCHENGESCHWÜLSTE-1234589 – sind primäre bösartige Tumoren im Knochengewebe (osteogenes Sarkom, paraossales Sarkom, Chondrosarkom, bösartiger gigantozellulärer Tumor) und nicht osteogener Abstammung (Juhing-Sarkom, Fibrosarkom, Chordom, Angiosarkom, Adamantinom).

UTERUSGESCHWÜLSTE – 9817453 – sind bösartige Tumore des Corpus uteri, welche meistens in der Vormenopause bei Frauen im Alter bis 40 Jahren diagnostiziert werden. Vorbestehende Adipositas, Diabetes und hypertensive Erkrankungen begünstigen die Entstehung solcher Tumore.

HIRNTUMOREN – (GEHIRN- UND RÜCKENMARK) – 5431547 – sind bösartige Tumoren. Sie entstehen bei Erwachsenen und Kindern und treten meistens als Glioblastom und bösartiges Astrozytom auf.

NEBENNIERENGESCHWÜLSTE –5678123 –sind pathologische Gewächse des Nebennierengewebes. Sie bestehen aus qualitativ veränderten Zellen, welche im Verhältnis von Differenzierung zu Wachstumscharakter und anderen

Prozessen atypisch wurden.

NASEN- UND NASENNEBENHÖHLENGE-SCHWÜLSTE - 8514256 – flachzelliger Krebs, welcher sich in der Nasenhöhle oder in den Nasennebenhöhlen lokalisiert.

GESCHWÜLSTE IM NASEN-RACHEN-BEREICH– 5678910 – ein flachzelliger Krebs, er ist die histologische Hauptvariante der Tumoren dieser Zone.

GESCHWÜLSTE DER NEBENSCHILDDRÜSE - 1548910 – stellen sich gewöhnlich als gutartige Adenome, manchmal aber auch als Karzinome dar. Sie unterscheiden sich durch eine langsame Entwicklung und Metastasierung in regionalen Lymphknoten der Lunge und der Leber.

BAUCHSPEICHELDRÜSENGESCHWÜLSTE AUS LANGERHANS - INSELN – 8951432 – stellen sich als Adenome (bis 90 %) dar; die Charakteristik des Tumors als bösartig basiert auf den Fakten des Entstehens von Metastasen, welche sich in der Leber, der Lunge, den Knochen und im Gehirn lokalisieren.

KREBS DER GROSSEN DUODENAL-PAPILLE- 8912345 – ein bösartiger Epitheltumor; er stellt sich als Primärtumor (40 %) oder als andere, in diese Zone durchwachsende Tumoren (Gallengänge, Zwölffingerdarm, Bauchspeicheldrüse) dar.

KREBS DER VAGINA UND ÄUSSEREN GESCHLECHTSORGANEN – 12589121 – ein bösartiger Epithel –Tumor, der aus Vorkrebserkrankungen entsteht - Leukoplakie und Kraurose.

© Г. П. Грабовой, 1999

LIPPENKREBS – 1567812 – ein bösartiger Epitheltumor, der sich histologisch als flachzelliger Krebs mit Verhornung darstellt.

MAGENKREBS – 8912534 – ein bösartiger Epitheltumor, welcher sich im oberen Drittel (kardiale Teil und Magenfundus), mittleren Drittel (Magenkorpus) oder unteren Drittel (pylorischer Teil des Magens) lokalisiert und mit unspezifischen Symptomen einhergeht – Übelkeit, Erbrechen, Aufstoßen, Dysphagie, allgemeine Schwäche, Gewichtsverlust, Anämie.

GALLENBLASENKREBS – 8912453 – ein bösartiger Epitheltumor, welcher sich morphologisch als Adenokarzinom mit unterschiedlicher Differenzierung und mit infiltrierendem Wachstum darstellt, selten (nicht mehr als 15 %) auch als flachzelliger Krebs.

KREBS DEN EXTRAHEPATISCHEN GALLENGÄNGE - 5789154 – ein bösartiger Epitheltumor, er stellt sich als Adenokarzinom mit verschiedener Differenzierung und infiltrierendem Wachstum dar, mit Schädigung des Ductus choledochus.

HAUTKREBS – 8148957 – ein bösartiger Epitheltumor, er entsteht auf der Körperoberfläche, vor dessen Entwicklung die Hyperkeratosen vorkommen – er ist altersbedingt und entsteht unter anderem aufgrund einer intensiven Ultraviolett-Bestrahlung, der Bowen-Krankheit, radioaktiver Dermatitis, pigmentöser Xeroderma, Albinismus, chronischer Ulzera, Narben usw.

© Г. П. Грабовой, 1999

BRUSTKREBS-(Mamma-CA) – 5432189 – ein bösartiger Tumor der Milchdrüse. Als Risikofaktoren gelten die Menopause, Alter über 50 Jahren, fehlende Geburten oder erste Geburt im Alter von über 30 Jahre, positive Familienanamnese (Krebs der Milchdrüse bei Mutter, Schwester oder bei beiden), Mastopathia fibrosa cystica.

HARNBLASENKREBS – 89123459 – ein bösartiger Tumor. Er entsteht häufig bei Menschen, welche mit aromatischen Aminen arbeiten, und auch bei den Menschen mit chronischer Zystitis.

LEBERKREBS – 5891248 – ein bösartiger Tumor, lokalisiert sich in der Leber und stellt sich oft als hepatozellulärer Krebs dar, seltener als cholangiozellulär.

KREBS DER SPEISERÖHRE – 8912567 – ein flachzelliger Krebs. Die Tumoren lokalisieren sich häufig im mittleren Drittel der Speiseröhre

KREBS DER BAUCHSPEICHELDRÜSE – 8125891 – ein bösartiger Tumor, der sich im Kopf, im Körper und im Schwanz der Bauchspeicheldrüse lokalisiert und sich hauptsächlich als Duktuskrebs (Adenokarzinom) darstellt.

PENISKREBS – 8514921 – ein flachzelliger Krebs mit hohem Differenzierungsgrad, einhergehend mit einer Schädigung des Peniskörpers.

NIERENKREBS – 56789108 – ein Nierenzellentumor, welcher vom Nierenparenchym und vom Epithel des Nierenbeckens ausgeht (Adenokarzinom).

© Г. П. Грабовой, 1999

HARNLEITERKREBS – 5891856 – ein bösartiger Tumor, nach morphologischem Bau erinnert er an die Struktur des Harnblasenkrebses, am häufigsten wird das untere Drittel des Harnleiters geschädigt.

PROSTATAKREBS (Vorsteherdrüsenkrebs)- 4321890 - ein bösartiger Tumor, stellt sich als Adenokarzinom mit unterschiedlicher Differenzierung dar.

SPEICHELDRÜSENKREBS – 9854321 – stellt sich öfter als bösartiger Tumor in der paraaurikulären Drüse, seltener in der submandibulären und sublingualen Drüse dar.

RHABDOMYOSARKOM BEI KINDERN – 5671254 – meistens Sarkomform der Weichteile in der Kinderpraktik, es werden drei histologische Varianten unterschieden: embryonale, alveolare und polymorphe.

DICKDARMKREBS (ANSTEIGENDES KOLON, QUERKOLON, ABSTEIGENDES KOLON UND RECTUM) 5821435 – ein bösartiger Tumor, welcher im analen, unteren, mittleren, oberampulären und rektosigmoidalen Abschnitt liegt, öfter wird dies als Adenokarzinom diagnostiziert, seltener erinnert der Bau an einen ringzelligen, undifferenzierten oder flachzelligen Krebs.

SCHILDDRÜSENKREBS – 5814542 – stellt sich histologisch als Papillenkrebs, Follikelkrebs, seltener als anaplastischer und medullärer Krebs dar.

© Г. П. Грабовой, 1999

OVARIALKREBS – 4851923 – stellt sich als seröser, muzinähnlicher und endometrioider bösartiger Tumor der Eierstöcke dar.

SARKOM DER WEICHEN GEWEBE – 54321891 – ein bösartiger Tumor, der sich im Bereich der Weichteile der Extremitäten, des Retroperitonealraumes und anderer Körperregionen ansiedelt.

SARKOM KAPOSI - 8214382 – ein bösartiger Tumor, er greift die Extremitäten und Körperoberfläche an, seltener Lymphknoten, Viszeralorgane und Knochen.

© Г. П. Грабовой, 1999

KAPITEL 3

SEPSIS – 58143212

SEPSIS (BLUTVERGIFTUNG) –
akut   - 8914321; chronisch - 8145421 –
Eine Erkrankung, welche sich durch die progrediente Verbreitung bakterieller, viraler oder mykotischer Flora im Organismus charakterisiert ist.

KAPITEL 4

SYNDROM EINER DISSEMINIERTEN INTRAVASALEN ANTIKOAGULATION

(DIC – Syndrom, thrombohämorrhagisches Syndrom) – 5148142

DIC – SYNDROM – 8123454 – wird bei vielen Krankheiten und allen terminalen Zuständen beobachtet und ist charakterisiert durch eine disseminierten intravasalen Koagulation und Aggregationen der Blutzellen, Aktivierung und Erschöpfung von Komponenten der Gerinnung und des fibrinolytischen Systems, Störung der Mikrozirkulation in den Organen und Geweben mit Dystrophie und Dysfunktion mit ausgedehnter Neigung zur Thrombolyse und Hämorrhagie.

© Г. П. Грабовой, 1999

KAPITEL 5

KRANKHEITEN DES KREISLAUFSYSTEMS–1289435

AORTEN ANEURYSMA – 48543218 – siehe Kapitel *Chirurgische Krankheiten*, Diagnose *Aneurysma*.

ANEURYSMA DES HERZENS – 9187549 - siehe Kapitel *Chirurgische Krankheiten*.

HERZRHYTHMUSSTÖRUNGEN – 8543210 - sind Herztätigkeitsstörungen, verbunden mit Funktionsänderungen des leitenden Gewebes, von welchem die rhythmische Reihenfolge der Pumpfunktion des Herzens abhängig ist.

ARTERIELLE VERSCHLUSSKRANKHEIT - 81543213 – siehe Kapitel *Chirurgische Krankheiten, Diagnose Occlusio magistrale Arterien*.

ARTERIELLE HYPERTONIE – 8145432 – das ist der erhöhte arterielle Blutdruck im Gefäßsystem von der Mündung der Aorta bis in die Arterien.

ARTERIELLE HYPOTENSION (HYPOTONIE) - 8143546 – ist charakterisiert durch einen erniedrigten systolischen Druck unter 100 mmHg, diastolischer Druck unter 60 mmHg.

© Г. П. Грабовой, 1999

ATHEROSKLEROSE – 54321898 – ist die am meisten verbreitete chronische Erkrankung, einhergehend mit einer Schädigung der Arterien vom elastischen Typ (Aorta, ihrer Äste und Bögen) und vom muskulös-elastischen Typ (Herzarterien, Hirnarterien usw.) mit Formierung von einzelnen und multiplen Lipidherden, überwiegend vom Cholesterinhaltigen Ablagerung, von atheromatösen Plaques auf der Innenseite der Arterien.

HERZBLOCKADE – 9874321 – sind Störungen der Herztätigkeit, verbunden mit einer Verlangsamung oder Unterbrechung der Impulsleitung über die Leitsysteme.

VARIKOSE VENENERWEITERUNG – 4831388 - siehe *im Kapitel Chirurgische Krankheiten.*

SYSTEMISCHE VASKULITIDEN – 1894238 – siehe *Systemische Vaskulitiden im Kapitel rheumatische Erkrankungen.*

VEGETATIVE DYSTONIE - (neurozirkulatorische) – 8432910 – ist eine vasomotorische Störung mit funktionalem Charakter, die von dyskoordinierten Reaktionen in verschiedenen Bereichen des Gefäßsystems begleitet wird.

HYPERTENSIVE KRISE – 5679102 – entstehen bei hypertensiven Erkrankungen, die meisten Fälle sind charakterisiert sich durch die Kombination von systemischen und regionalen, überwiegend cerebralen Angiodystonien.

HYPERTENSIVE HERZKRANKHEIT–8145432 - siehe *arterielle Hypertonie.*

© Г. П. Грабовой, 1999

Kapitel 5. ERKRANKUNGEN DES KREISLAUFSYSTEMS–1289435

MYOKARDINFARKT – 8914325 - eine schwere Erkrankung des Herzens, bedingt durch eine akute Insuffizienz der Kreislaufversorgung mit Entstehung von Nekrosenherden im Herzmuskel, wichtigste klinische Form der ischämischen Herzkrankheit.

ISCHÄMISCHE (KORONARE) HERZKRANKHEIT – 1454210 – ein chronischer pathologischer Prozess, bedingt durch eine mangelhafte Blutversorgung des Myokards; in der überwiegenden Mehrheit (97 – 98 %) der Fälle stellt sich als Folge eine Atherosklerose der Koronararterien des Herzens ein.

KARDIALGIE – 8124567 – Schmerzen im Herzgebiet, die sich im Charakter von Stenokardien unterscheiden; charakterisiert durch stechende, brennende, quellende, seltener drückende Schmerzen in der Herzgegend.

KARDIOMYOPATHIE – 8421432 – primäre nichtentzündliche Myokardschädigungen (idiopathische), die nicht mit Herzklappenfehlern oder pulmonaler Hypertension, einer ischämischen Krankheit des Herzens oder systemischen Krankheiten verbunden sind.

KARDIOSKLEROSE – 4891067 – eine Schädigung der Muskeln (Myokardiosklerose) und der Klappen des Herzens als Entwicklungsfolge von Narbengewebe, in dem Sinne verschiedene Nestgrößen (von mikroskopisch kleinen bis zu großen Narbenherden und -feldern), welche das Myokard und deformierte Klappen oder beide ersetzen.

© Г. П. Грабовой, 1999

KOLLAPS – 8914320 – einer Form von akuter vaskulärer Insuffizienz, entsteht als Folge der Störung der normalen Wechselbeziehung zwischen der Kapazität der Gefäßmündung und dem Volumen des zirkulierenden Blutes.

COR PULMONALE – 5432111 – ein pathologischer Zustand, charakterisiert durch Hypertrophie und Dilatation (und danach auch mit Insuffizienz) des rechten Herzventrikels als Folge arterieller pulmonaler Hypertensie bei Schädigung des Atemsystems.

MYOKARDIODYSTROPHIE – 85432104 – eine nichtentzündliche Schädigung des Herzmuskels als Folge einer Metabolismusstörung unter Einwirkung von extrakardialen Faktoren

MYOKARDIOPATHIE – 8432142 – primäre nichtentzündliche Schädigung des Myokards, nicht verbunden mit den Klappenfehlern oder intrakardialem Shunt, arterieller oder pulmonaler Hypertension, ischämischer Herzerkrankung oder systemischen Erkrankungen (Kollagenosen, Amyloidose, Hämochromatose und anderen).

MYOKARDITIS – 8432110 – eine entzündliche Schädigung des Herzmuskels.

KREISLAUFINSUFFIZIENZ - 85432102 – eine akute oder chronische Unfähigkeit des Kreislaufsystems die Organe und das Gewebe mit Blut in einer solchen Menge (Quantität) zu versorgen, welche für ihre normale Funktion in Ruhe und unter Belastungsbedingungen notwendig ist.

© Г. П. Грабовой, 1999

Kapitel 5. ERKRANKUNGEN DES KREISLAUFSYSTEMS—1289435

NEUROZIRKULATORISCHE DYSTONIE (NZD) - 5432150 – eine Variante von vegeto-vaskulärer Dysfunktion (siehe vegeto-vaskuläre Dystonie), tritt überwiegend bei jungen Menschen auf, aus der ärztlichen Praktik als bedingte nosologische Form ausgeschieden.

LUNGENÖDEM – 54321112 – ein schwerer Luftnotanfall, meistens bedingt durch einen akuten linksventrikulären Stau bei Herzinsuffizienz mit der Exsudation von seröser Flüssigkeit in die Alveolen unter Schaumbildung (alveoläres Ödem).

PERIKARDITIS – 9996127 – eine akute oder chronische Entzündung der parakardialen Tasche.

ANGEBORENE HERZFEHLER - 9995437 - sind die Anomalien der intrauterinen Formierung des Herzens, oder magistraler Gefäße, oder beider, welche Störungen des intrakardialen Kreislaufs hervorrufen und letztlich zur Herzinsuffizienz führen.

ERWORBENE HERZFEHLER - 8124569 – sind Herzklappenschädigungen, bei welchen die Klappensegel sich als unfähig zur vollen Öffnung (Stenose) oder Schließung (Insuffizienz) oder zu beiden gleichzeitig (kombinierter Fehler) erweisen.

RHEUMATISMUS – 5481543 - siehe *Rheumatismus* im Kapitel *rheumatische Erkrankungen*.

ASTHMA CARDIALE – 8543214– ein Anfall von erschwerter Atmung, der hauptsächlich als Folge einer

© Г. П. Грабовой, 1999

akuten oder zunehmenden chronischen linksventrikulären Herzinsuffizienz mit Exsudation von seröser Flüssigkeit in das Lungengewebe (interstitielles Ödem) auftritt.

HERZINSUFFIZIENZ – 8542106 – ist die Unfähigkeit des Herzens als Pumpe, den Blutkreislauf ausreichend zu unterstützen.

VASKULÄRE INSUFFIZIENZ - 8668888 – ist das Missverhältnis zwischen der Kapazität der Gefäßmündungen und dem Volumen von zirkulierendem Blut infolge eines ungenügenden Gefäßtonus oder dem Volumen des zirkulierenden Blutes (Hypovolämie) oder beiden.

KREISLAUFKRISE (angiodystonische Krise) – 8543218 – ist eine akute Störung der systemischen Hämodynamik oder des lokalen Blutflusses, bestimmt durch Störungen des vaskulären Tonus, sozusagen durch Hypertonie oder Hypotonie der Arterien, Hypotonien der Venen, Dysfunktion der geweblichen arteriovenösen Anastomosen (AVA) im Gewebe.

HERZASTHMA (ANGINA PECTORIS) – 8145999 - ein plötzlicher Schmerzanfall in der Brust (Thorax) infolge einer akuten Insuffizienz der Blutversorgung des Myokards – klinische Form der ischämischen Herzkrankheit

THROMBOPHLEBITIS – 1454580 – siehe *Phlebothrombose* im Kapitel *Chirurgische Krankheiten*.

© Г. П. Грабовой, 1999

ENDOKARDITIS – 8545421 – eine Endokardentzündung im Bereich der Klappen oder des Nebenwandendothels infolge Rheumatismus, seltener Infektion, in dem Fall septisch, Kollagenose, Intoxikationen (Urämie), Traumen.

© Г. П. Грабовой, 1999

KAPITEL 6

RHEUMATISCHE KRANKHEITEN – 8148888

ERKRANKUNG DER GELENKE – 5421891

INFEKTIÖSE ARTHRITIDEN – 8111110 – eine Entzündung eines oder mehrerer Gelenke mit bestätigter mikrobieller Ursache.

MIKROKRISTALLOIDE ARTHRITIDEN
0014235 – eine Gruppe von Gelenkerkrankungen, verursacht durch Ablagerung von Mikrokristallen aus verschiedenen Bestandteilen in den Gelenken.

RHEUMATOIDE ARTHRITIS – 8914201 – eine systemische Erkrankung des Bindegewebes, tritt hauptsächlich durch eine chronisch fortschreitende Gelenkentzündung in Erscheinung.

ARTHROPATHIA PSORIATICA – 0145421 - das sind eigenartige entzündliche Erkrankungen der Gelenke bei Psoriasispatienten.

DEFORMIERENDE OSTEOARTHROSIS (Arthrosis deformans) 8145812 – eine nichtentzündliche Gelenkerkrankung, bedingt durch Degenerationen an den Gelenkknorpeln.

© Г. П. Грабовой, 1999

Kapitel 6. RHEUMATISCHE ERKRANKUNGEN – 8148888

PERIARTHRITIS – 4548145 eine Entzündung der Weichteile in der Umgebung eines Gelenkes (Sehnen, Taschen, Kapseln) ohne Zeichen einer Arthritis.

PODAGRA (GICHT) – 8543215 – eine Krankheit, die sich durch Störungen des Purinstoffwechsels charakterisiert und durch die Speicherung von Harnsäure im Organismus begleitet wird.

RHEUMAERKRANKUNGEN DER PARAVASKULAREN WEICHEN GEWEBE – 1489123 – das ist eine Erkrankung der Sehnen (Tendinitis, Tendovaginitis), Bänder (Ligamentide), Anbindungsstelle von diesen Strukturen an die Knochen (Enthesopathie), synoviale Taschen (Bursitis), Aponeurosen und Faszien von entzündlichem oder degenerativem Charakter, sie wird nicht durch direkte Traumen, Verletzungen, Infektionen oder Tumoren verursacht.

REITER – SYNDROM – (ureterookulosynoviales Syndrom) - 4848111 – eine Erkrankung, die durch das gleichzeitige Auftreten von Arthritis, Urethritis, Konjunktivitis und in einigen Fällen auch eigenartiger Dermatitis charakterisiert ist.

ANKYLOSIERENDE SPONDYLITIS (M. BECHTEREW – KRANKHEIT) – 4891201 – eine chronische entzündliche Erkrankung der Wirbelsäulegelenke mit Neigung zu einer langsam sich entwickelnden Bewegungsbegrenzung.

TENDOVAGINITIS – 1489154 – eine Entzündung der Sehnenscheiden.

SYSTEMISCHE VASKULITIS (SV) – 1894238 - eine Gruppe von Erkrankungen, charakterisiert durch systemische Entzündungen im Bereich der feinsten arteriellen und venösen Blutgefäße.

WEGENER – GRANULOMATOSE – 8943568 – ein Krankheitsbild mit septischem Verlauf, eine granulomatöse Entzündungen der Luftwege, Lungen und Nieren.

HÄMORRHAGISCHE VASKULITIS (Schoenlein – Henoch – Syndrom) – 8491234 – eine systemische Schädigung der Kapillaren, Arteriolen, Venulae, hauptsächlich in der Haut, den Gelenken, im Bauchraum und in den Nieren.

RIESENZELL-ARTERIITIS (Arteriitis temporalis) – 9998102 – eine systemische Gefäßerkrankung im Bereich der Schädelarterien, bei der es zur Bildung von Riesenzellengranulationen kommt, einhergehend mit Entzündungen der mittleren Hüllen der Gefäße, vorwiegend in den Schädelarterien.

GOODPASTURE – SYNDROM – 8491454 – eine systemische Erkrankung mit überwiegender Schädigung der Lungen und Nieren im Sinne hämorrhagischer Pneumonien und Glomerulonephritiden.

PERIARTERIITIS NODOSA - 54321894 – eine systemische Erkrankung mit Entzündung der Wandschichten kleinerer Arterien mit knotenförmigen Wucherungen der Tunica adventitia.

TAKAYASU – KRANKHEIT – (Aorto – Arteriitis) 8945432 – eine systemische Erkrankung, charakterisiert durch Entzündung der Aorta und von ihr abzweigender Äste mit Entwicklung einer unvollständigen oder vollständigen Obliteration.

© Г. П. Грабовой, 1999

Kapitel 6. RHEUMATISCHE ERKRANKUNGEN – 8148888

OBLITERIERENDE THROMBANGITIS - 8945482 - eine systemische entzündliche Erkrankung der Gefäßwand mit Schädigung der Arterie (Thrombarteriitis) oder Vene (Thrombophlebitis).

DIFFUSE KRANKHEIT DES BINDEGEWEBES – 5485812 – eine Gruppe von Erkrankungen, welche durch Entzündung vom systemischen Typ verschiedener Organen charakterisiert ist, die sich mit autoimmunen und immunkomplexen Prozessen und Fibrosenbildung kombinieren.

SYSTEMISCHER LUPUS ERYTHEMATODES – 8543148 – eine chronische systemische Autoimmunerkrankung des Bindegewebes und der Gefäße.

DERMATOMYOSITIS (Polymyositis) – 5481234 - eine systemische Erkrankung des Bindegewebes mit überwiegender Schädigung mehrerer Muskeln oder Muskelgruppen und der Haut.

SYSTEMISCHE SKLERODERMIE – 1110006 - eine chronische systemische Autoimmunerkrankung des Bindegewebes, die mit einer Verhärtung und Verdünnung der Haut endet (progrediente Fibrose).

GEMISCHTE SYSTEMISCHE BINDEGEWEBE ERKRANKUNG (SHARP – SYNDROM) – 1484019 – eine Mischkollagenose aus SLLE, Sklerodermie, Polymyositis, systemischem Lupus erythematodes und rheumatoider Arthritis (Mixed connective tissue disease).

SJÖGREN-SYNDROM -4891456 -rheumatisch-immunologische Systemerkrankung mit Insuffizienz der endokrinen Drüsen mit Versiegen von Tränen, Speichel und Talgdrüsen, Keratokonjunktivitis, Pankreasinsuffizienz, Parotitis.

© Г. П. Грабовой, 1999

RHEUMATISMUS – 5481543 – eine systemische entzündliche Erkrankung des Bindegewebes mit überwiegender Lokalisation im Herzen.

© Г. П. Грабовой, 1999

KAPITEL 7

ERKRANKUNGEN DER ATMUNGSORGANE - 5823214

ASPERGILLOSE– 481543271 – eine durch den Erreger Aspergillus hervorgerufene Krankheiten (am häufigsten der Atmungsorgane) wie Pneumomykose, Otomykose, Keratomykose.

ASTHMA BRONCHIALE - 8943548 – eine allergische Erkrankung mit in eher kurz dauernden Anfällen auftretender Atemnot (erschwerte Atmung) als Folge von spastischem Zusammenziehen der Bronchiolen.

BRONCHIOLITIS (akute Entzündung der Bronchiolen) – 89143215 – wird als schwere Form der akuten Bronchitis betrachtet.

AKUTE BRONCHITIS – 4812567 – eine akute diffuse Entzündung des tracheo-bronchialen Baumes..

CHRONISCHE BRONCHITIS – 4218910 – eine diffuse, progrediente Entzündung der Bronchien, nicht verbunden mit lokaler oder generalisierter Schädigung der Lungen, mit Husten einhergehend.

LUNGENINFARKT – 89143211 – eine Erkrankung mit Infarzierung meist peripherer Lungenabschnitte durch die Verlegung von Pulmonalarterienästen, überwiegend ihren lobären und kleineren Arterien.

© Г. П. Грабовой, 1999

CANDIDOSE DER LUNGE– 4891444 – eine Erkrankung des broncho-pulmonalen Apparates bei Candidiasis (siehe Kapitel Erkrankungen des Verdauungssystems), charakterisiert durch das Erscheinung von feinen pneumonischen Infiltraten mit Nekrosen im Zentrum und fibrinösem Exsudat in den Alveolen, welche die Nekrosezone umringen.

PLEURITIS – 4854444 – eine Entzündung der Pleura mit Bildung von Fibrinbelegen auf ihrer Oberfläche, oder Exsudat im Pleuraraum.

PNEUMONIE – 4814489 – Lungenentzündung, eine Gruppe von Erkrankungen, die sich durch Entzündungen des parenchymatösen oder überwiegend respiratorischen Teils der Lunge darstellt, sie teilt sich auf in lobäre und feinherdige Pneumonien.

PNEUMOSKLEROSE – 9871234 – eine Entwicklung in dem Lungenbindegewebe als Ursache für unspezifisches (Pneumonien, Bronchitiden) oder spezifische (Tuberkulose, Syphilis) entzündliche Prozesse.

PNEUMOKONIOSEN - 8423457 – berufsbedingte Erkrankungen der Lungen, durch chronische Inhalation von Staubpartikeln hervorgerufen, mit reaktiven Veränderungen des Lungengewebes und Entwicklung von diffusen interstitiellen Fibrosen.

SILIKOSE – 4818912 – der weit verbreitete und schwerstverlaufende Pneumokoniose-Typ, entwickelt sich durch die chronische Inhalation von Staubpartikeln, welche freie Siliziumdioxyde enthalten.

SILIKATOSE – 2224698 – entwickelt sich durch eine chronische Inhalation von Staubpartikeln mit Silikaten – Mineralien,

© Г. П. Грабовой, 1999

die in Siliziumdioxyden enthalten sind und mit anderen Elementen (Magnesium, Calcium, Eisen, Aluminium und anderen) verbunden sind.

ASBESTOSE – 4814321 – meistens wiederholte Form der Silikose, hervorgerufen durch die Inhalation von Staubpartikeln mit Asbest.
TALKOSE – 4845145 – relativ gutartige Silikatose, hervorgerufen durch die Inhalation von Staubpartikeln mit Talkgehalt.

METALLOKONIOSE – 4845584 - die Erkrankung wird durch die chronische Inhalation von Staubpartikeln mit Metallgehalt bestimmt: Berylliose – Berylliumstaub; Siderose – Staub mit Eisengehalt; Aluminose – Staub mit Aluminium; Baritose – mit Bariumstaub usw.

KARBOKONIOSEN – 8148545 – die Erkrankung entwickelt sich durch die Einwirkung von kohlenstoffhaltigen Staubpartikeln (Kohle, Graphit, Ruß) und ist charakterisiert durch die Entwicklung von mäßig betonten feinnodularen und interstitiellen Lungenfibrosen.

ANTHRAKOSE – 5843214 – Karbokoniose, entwickelt sich durch die Inhalation von Kohlenstaub.

PNEUMOKONIOSE VON ORGANISCHEM STAUB –4548912 – diese Erkrankung kann man nur den Pneumokoniosen zuordnen, weil sie nicht immer von einem diffusen Prozess mit Ausgang einer Pneumofibrose begleitet wird.

LUNGENKREBS – 4541589 – 98 % der primären Tumoren der Lunge sind Krebserkrankungen, welche von der Schleimhaut der Bronchien ausgehen.

SARKOIDOSE – 4589123 – eine systemische Erkrankung, charakterisiert durch die Bildung von im Gewebe „gestempelten" Granulomen, die aus epithelioiden Zellen und vereinzelten Riesenzellen (Pirogow, Langerhans) oder Fremdtypkörpern bestehen.

LUNGENTUBERKULOSE (TUBERKULOSE DER ATMUNGSORGANE) – 8941234 - eine infektiöse Erkrankung, charakterisiert durch die Bildung von spezifischen Entzündungen im Gewebe und einer ausgeprägten allgemeinen Intoxikation des Organismus.

HAMANN – RICH – SYNDROM – 4814578 - eine diffuse interstitielle progrediente Lungenfibrose, ausschließlich pulmonal lokalisiert, es gibt wenig effektive Therapien, andernfalls unvermeidbar letaler Ausgang.

LUNGENEMPHYSEM – 54321892 – charakterisiert durch die pathologische Erweiterung der Lufträume in den distalen terminalen Bronchiolen, welche von destruktiven Veränderungen der Alveolenwände begleitet werden; eine häufige chronische unspezifische Erkrankung der Lunge.

© Г. П. Грабовой, 1999

KAPITEL 8

KRANKHEITEN DER VERDAUUNGSORGANE - 5321482

ALIMENTÄRE DYSTROPHIE (HUNGERKRANKHEIT, EIWEISSMANGELÖDEME) – 5456784 - eine Krankheit, die durch eine lange unzureichende Ernährung bestimmt wird, charakterisiert durch allgemeine Abmagerung, Stoffwechselstörung aller Arten, Dystrophie von Gewebe und Organen mit Funktionsstörung.

AMÖBIASIS -1289145 – siehe *Infektionskrankheiten*.

AMYLOIDOSE – 5432185 – eine systemische Erkrankung mit Gewebsentartung in vielen Organen und verschiedenen Gewebestrukturen (bes. in Leber, Milz, Nieren) infolge Eiweißstoffwechselstörung und Ablagerung von Amyloid.

UNVOLLSTÄNDIGE ARTERIO-MESENTERIALE VERSCHLUSSKRANKHEIT-5891234 – ein Symptomenkomplex, bestimmt durch unvollständige Kompression der Arteria mesenterialis im unteren horizontalen Teil des Zwölffingerdarms.

ATONIE DER SPEISERÖHRE UND DES MAGENS – 8123457 siehe *Dyskinesien des Verdauungstraktes*.

© Г. П. Грабовой, 1999

ACHALASIE DER KARDIA (Kardiospasmus, Hiatospasmus, Megaösophagus, idiopathische Verbreiterung der Speiseröhre und andere) - 4895132 − eine ziemlich seltene Erkrankung, charakterisiert durch dystrophische Änderungen des intramuralen Nervenplexus der Speiseröhre und Kardia, Atonie, Erweiterung der Speiseröhre, Peristaltikstörung der Speiseröhrenwand, Störung der reflektorischen Öffnung der Kardia beim Schlucken, aufgrund der oben genannten Prozesse Entstehung von Störungen der Evakuation der geschluckten Nahrung und Flüssigkeit in den Magen mit verzögertem Aufenthalt in der Speiseröhre.

FUNKTIONELLE ACHYLIE DES MAGENS - 8432157 − ein Zustand, der durch eine kurzzeitige Unterdrückung der Magensekretion charakterisiert ist ohne eine organische Schädigung des sekretproduzierenden Apparates des Magens.

BAUHINITIS − 58432148 − eine entzündliche Erkrankung der Ileozökalklappe.

BERIBERI − 3489112 − ein Vitamin-B2-Mangel, besonders in asiatischen Ländern vorkommend. Siehe Kapitel *Vitaminmangel.*

BRONZEDIABETES − 5454589 - siehe *Hämochromatose.*

BULBITIS − 5432114 − siehe *Duodenitis.*

GASTRITIS − 5485674 − eine Schleimhautentzündung (häufig auch in tieferen Schichten) des Magens.

AKUTE GASTRITIS − 4567891 − eine polyätiologische Erkrankung, bestimmt durch chemische, thermische und bakterielle Ursachen, welche zur dystrophisch - nekro-

Kapitel 8. KRANKHEITEN DER VERDAUUNGSORGANE- 5321482

biotischen Schädigung der Schleimhaut des Magens und zur Entwicklung einer entzündlichen Veränderungen der Magenschleimhaut führt.

CHRONISCHE GASTRITIS – 5489120 – eine chronische Entzündung der Schleimhaut (in einer Reihe der Fälle auch in tieferen Schichten) der Magenwand.

GASTROKARDIALES SYNDROM (REMHELD –SYNDROM) - 5458914 – ein Komplexe reflektorisch-funktioneller kardiovaskulärer Veränderungen (Schmerzen und Druckgefühl in der Herzgegend, Änderungen des Herzrhythmus im EKG), die nach dem Essen entstehen bei einer Reizung der Schleimhaut in der Kardia-Zone, bei Ulkus und Krebs im kardialen Teil des Magens..

GASTROPTOSE – 81234574 – siehe *Dyskinesie des Verdauungstraktes.*

GASTROENTERITIS – 5485674 – siehe *Gastritis, Enteritis.*

GASTROENTEROKOLITIS – 8431287 – siehe *Gastritis, Enteritis.*

HÄMOCHROMATOSE (Pigmente-Leberzirrhose, Bronzediabetes, Truasje – Ano –Schoffar -Syndrom, Siderophilie und andere) – 5454589 – eine allgemeine Krankheit, charakterisiert durch Eisenstoffwechselstörungen mit erhöhtem Gehalt im Blutserum und Ablagerungen in den Geweben und inneren Organen.

HEPATITIS – 5814243 – eine entzündliche Erkrankung der Leber.

© Г. П. Грабовой, 1999

AKUTE HEPATITIS – 58432141 – kann durch das infektiöse Hepatitis-A-Virus oder Hepatitis-B-Virus, Salmonellen, Leptospiren, Enteroviren und andere Erreger infektiöser Erkrankungen hervorrufen werden (s. *Infektionskrankheiten)*

CHRONISCHE HEPATITIS – 5123891 - eine Erkrankungen der Leber mit entzündlich-dystrophischem Charakter mit mäßig ausgeprägter Fibrose und überwiegend erhaltener lobärer Struktur der Leber, mit chronischem (lang anhaltendem) Verlauf (mehr als 6 Monate).

HEPATOSE – 9876512- eine Lebererkrankungen, charakterisiert durch dystrophische Veränderungen des Leberparenchyms ohne ausgedehnte mesenchym-zelluläre Reaktion. Man unterscheidet zwischen akuter und chronischer Hepatose, bei letzteren zwischen Fett- und cholestatischer Hepatose.

AKUTE HEPATOSE – 1234576 – eine toxische Leberdystrophie, akute gelbe Leberdystrophie und andere.

CHRONISCHE FETTHEPATOSE – 5143214 -(Fettdystrophie, fettige Infiltration, Steatosis hepatis und andere), charakterisiert durch fettige (manchmal mit Eiweiß-Elementen) Dystrophie der Hepatozyten mit chronischem Verlauf.

CHOLESTATISCHE HEPATOSE – 5421548 - charakterisiert durch Cholestase und Sammlung des Gallenfermentes in den Hepatozyten mit dystrophischen Veränderungen in ihnen (überwiegend Eiweißdystrophie)..

© Г. П. Грабовой, 1999

Kapitel 8. KRANKHEITEN DER VERDAUUNGSORGANE- 5321482

HEPATOLENTIKULÄRE DEGENERATION - 5438912 – (hepatozelluläre Dystrophie; Wilson – Konowalow - Krankheit) – eine allgemeine Erkrankung, charakterisiert durch Kupferstoffwechselstörungen, degenerative Prozesse der Leber (zirrhotischer Natur) und destruktive Prozesse im Gehirn.

HEPATOSPLENOMEGALISCHE LIPOIDOSE – 4851888 – siehe *essentielle Hyperlipämie*.

HEPATOLIENALES SYNDROM – 8451485 – eine kombinierte Vergrößerung vom Leber und Milz unterschiedlicher Genese.

FUNKTIONELLE HYPERBILIRUBINÄMIE - 84514851 – (gutartige Bilirubinämie, funktionelle Gelbsucht) – eine Gruppe von Erkrankungen und Syndromen, die durch eine gelbe Verfärbung der Haut und der Schleimhäute charakterisiert sind, Hyperbilirubinämie bei normalen anderen Laborwerten der Leber und (bei Hauptformen) durch das Fehlen von morphologischen Veränderungen in der Leber, gutartige Verläufe. Zu ihnen gehören das posthepatische Syndrom und angeborene Hyperbilirubinämien

ANGEBORENE FUNKTIONELLE HYPERBILIRUBINÄMIE – 8432180 - eine Gruppe genetisch bedingter, nicht hämolytischer Hyperbilirubinämien..

POSTHEPATISCHE HYPERBILIRUBINÄMIE 8214321 - siehe *posthepatisches Syndrom*.

© Г. П. Грабовой, 1999

ESSENZIELLE HYPERLIPÄMIE (hepatospleno-megalische Lipoidose) – 4851888 – eine vererbte Fermentopathie, charakterisiert durch Fettstoffwechselstörungen.

HYPOVITAMINOSE – 5154231 – siehe *Vitaminmangel* im Kapitel *Vitaminmangelkrankheiten*.

FUNKTIONELLE HYPERSEKRETION DES MAGENS –5484214 – (hyperazider Zustand, „Syndrom des gereizten Magens") – ein Zustand, der durch eine Hypersekretion von Magensaft mit hohem Gehalt an Magensäure charakterisiert ist.

BRONZEDIABETES – 5454589 – siehe *Hämochromatose*.

FUNKTIONELLE DIARRHOE – 81234574 – siehe *Dyskinesie des Magendarmtraktes*.

DYSBAKTERIOSE DES DARMES – 5432101 - ein Syndrom, charakterisiert durch Gleichgewichtsstörungen der Mikroflora, die normalerweise den Darm besiedelt.

DYSKINESIE DES MAGEN – DARM – TRAKTES - 8123457 – eine funktionelle Erkrankung, die durch Tonus- und Peristaltikstörungen der Verdauungsorgane charakterisiert ist, welche eine glatte Muskulatur haben (Speiseröhre, Magen, gallenableitende Wege, Darm). .

SPASTISCHE DYSKINESIE DER SPEISERÖHRE -5481248 – (Ösophagospasmus). Unterscheidung in primären Ösophagospasmus – als Folge von kortikalen Regulations-

© Г. П. Грабовой, 1999

-störungen der Speiseröhrenfunktion – und sekundären Ösophagospasmus, der bei Ösophagitis, ulzeröser Krankheit und bei Cholezystolithiasis entsteht

DYSKINESIEN DER GALLENGÄNGE – 58432144 – sind funktionelle Störungen des Tonus und der Motorik der Gallenblase und der Gallengänge.

DYSKINESIEN DES DARMES - 54321893 — unfassen Darmneurosen und reflektorische Störungen bei Erkrankungen anderer Abschnitte des Verdauungssystems (Ulkuskrankheit, Cholezystitits, Cholezystolithiasis, Appendizitis, Riss des Analganges und andere) und anderen Organen und Systeme (Urolithiasis, Adnexitis und andere).

DYSPEPSIE - 1112223 - ein Sammelbegriff für die Verdauungsstörungen überwiegend funktionellen Charakters infolge einer unzureichenden Produktion von Verdauungsfermenten (siehe Syndrom der Verdauungsinsuffizienz) oder einer langandauernden unvernünftigen Ernährung (alimentäre Dyspepsie)

LEBERDYSTROPHIE – 9876512 – siehe *Hepatose*.

DUODENITIS – 5432114 – eine entzündliche Erkrankung der Zwölffingerdarm.

AKUTE DUODENITIS - - 481543288 – verläuft gewöhnlich in Kombination mit einer akuten Entzündung des Magens und des Darmes als akute Gastroenteritis, Gastroenterokolitis ab; kann katarrhal, ulzerös-erosiv und phlegmonös sein.

© Г. П. Грабовой, 1999

CHRONISCHE DUODENITIS – 8432154 –entsteht bei unregulmäsiger Ernährung mit wiederholter Aufnahmen vom reizenden Nahrungsmitteln sowie bei Alkoholismus.

DUODENOSTASE – 8123457 – siehe *Dyskinesie des Verdauungstraktes.*

JEJUNITIS - 8431287 – siehe *Enteritis.*

GELBSUCHT – 5432148 – Syndrome unterschiedlicher Genese mit charakteristischer gelber Verfärbung der Haut und der Schleimhäute, verursacht durch Kumulierung von Bilirubin im Gewebe und im Blut. In Abhängigkeit von der Ursache der Hyperbilirubinämie unterscheidet man die hämolytische (suprarenale), parenchymatöse (hepatische) und mechanische (subhepatische) Gelbsucht.

FUNKTIONELLE GELBSUCHT – 84514851 - siehe *funktionelle Hyperbilirubinämie.*

CHOLEZYSTOLITHIASIS – 0148012 - siehe *chirurgische Krankheiten.*

OBSTIPATION – 5484548 – ein polyätiologisches Syndrom; charakterisiert durch langfristigen Defäkationsverhalt.

ILEITIS –8431287 –siehe *Enteritis.*

CANDIDOSE – (CANDIDOMYKOSE, SOOR) - 54842148 – eine Gruppe von Erkrankungen, welche durch hefeähnliche *Candida*-Pilze hervorgerufen werden.

© Г. П. Грабовой, 1999

Kapitel 8. KRANKHEITEN DER VERDAUUNGSORGANE- 5321482

KARDIOSPASMUS – 4895132 – siehe *Achalasie der Kardia*.

KARZINOID (Karzinoide Syndrom) – 4848145 – ein seltener hormonal-aktiver Tumor, stammt aus den argentaffinen Zellen.

LYMPHANGIEKTASIE DES DARMES – 5214321 - siehe *Enteropathie des Darmes*.

LIPODYSTROPHIE DES DARMES – 4814548- (Uipl – Krankheit, idiopathische Steatorrhoe) eine systemische Erkrankung mit überwiegender Schädigung des Dünndarms und Störung der Fettresorption.

DARMKOLIK - 8123457 – siehe *Dyskinesie des Verdauungstraktes*.

KOLITIS – 8454321 – eine Entzündung der Dickdarmschleimhaut.

AKUTE KOLITIS – 5432145 – weit verbreitet, häufig kombiniert mit einer akuten Entzündung der Schleimhaut des Dünndarmes (akute Enterokolitis), manchmal auch mit Magenentzündung.

CHRONISCHE KOLITIS – 5481238 – eine häufig vorkommende Erkrankung des Verdauungssystems, nicht selten mit entzündlichen Veränderungen des Dünndarms kombiniert (Enterokolitis)

INSUFFIZIENZ DES KARDIALEN SPHINKTERS (Kardiainsuffizienz) 8545142 – entsteht bei

© Г. П. Грабовой, 1999

Hiatushernien mit auftretender Insuffizienz des Magenmundes, bei Schädigungen des kardialen Sphinkters infolge notwendiger operativer Eingriffe, bei systemischer Sklerodermie und anderen.

SYNDROM UNZUREICHENDER NAHRUNGSRESORPTION (MALABSORPTIONSSYNDROM) - 48543215 – ein Komplex von Symptomen, welche infolge von Störungen der Resorption im Dünndarm entstehen.

SYNDROM UNZUREICHENDER DIGESTION (MALDIGESTIONSSYNDROM) - 9988771 – ein Komplex von Symptomen, charakterisiert durch Verdauungsstörungen im Magen-Darm-Trakt.

MAGENSENKUNG (GASTROPTOSE) – 8123457 – siehe *Dyskinesie des Verdauungstraktes*.

AKUTE MAGENATONIE – 5485671 - eine Parese der Magenwandmuskulatur infolge eines unmittelbaren Schadens der den Magen versorgenden Nerven oder reflektorischer Genese.

CHRONISCHE PANKREATITIS – 5891432 – eine chronische Entzündung der Bauchspeicheldrüse (akute Pankreatitis – siehe im Kapitel *chirurgische Krankheiten*).

PNEUMATOSE DES MAGENS – 54321455 - ein erhöhter Luftgehalt im Magen.

SYNDROM DER LEBERINSUFFIZIENZ - 8143214 – ein Komplex von Symptomen, charakterisiert

Kapitel 8. KRANKHEITEN DER VERDAUUNGSORGANE- 5321482

durch Störungen einer von vielen Leberfunktionen infolge eines akuten oder chronischen Leberparenchymschadens.

NAHRUNGSMITTELLALLERGIE – 2841482 – eine allergische Erkrankung der Verdauungsorgane auf Nahrungsmittel, medikamentöser, bakterieller oder anderer Genese.

DURCHFALL (Diarrhoe) – 5843218 – sind gehäufte (mehr als zweimal am Tag) Ausscheidungen von flüssigen Exkrementen, verbunden mit einem beschleunigten Durchgang des Darminhalts aufgrund einer verstärkten Peristaltik, Störung der Wasserresorption im Dickdarm und Ausscheidung von in der Darmwand enthaltenen, bedeutenden Menge an entzündlichem Sekret oder Transsudat.

SYNDROM PORTALER HYPERTENSION (Pfortader - Hochdruck) -8143218 – ein Komplex von Symptomen, charakterisiert durch Druckerhöhung in der Pfortader, Verbreiterung von natürlichen porto-cavalen Anastomosen, Aszites, Splenomegalie.

POSTHEPATITISCHES SYNDROM (posthepatitische Hyperbilirubinämie, posthepatische Gelbsucht) – 4812819 – ein Komplex von Symptomen, charakterisiert durch eine leichte Hyperbilirubinämie mit erhöhtem Gehalt von überwiegend indirektem (freiem) Bilirubin im Blut, bestätigt bei einigen Patienten, welche eine akute (gewöhnlich virale) Hepatitis durchgemacht haben, ohne Zeichen von anderen funktionellen und morphologischen Veränderungen in der Leber.

© Г. П. Грабовой, 1999

SKORBUT – 5432190 – Siehe *Mangel an Vitaminen* (Vitamin- C- Mangel) *im Kapitel Krankheiten durch Vitaminmangel.*

SPRUE, NICHTTROPISCHE – 8432150 – *siehe Darmenteropathie (glutensensitive).*

SPRUE, TROPISCHE (TROPISCHE DIARRHÖE) -5481215 – eine chronische, schwere Erkrankung, charakterisiert durch entzündliche, atrophische Veränderungen der Darmschleimhaut mit hartnäckig bestehenden Durchfällen, Glossitis und normochromer Anämie.

TUBERKULOSE DES VERDAUUNGSSYSTEMS -8143215 – tritt in der gegenwärtigen Zeit selten auf. In den meisten Fällen wird dies bei Personen mit fortgeschrittenen pulmonalen Tuberkuloseformen beobachtet.

UIPL – KRANKHEIT – 4814548 – siehe *Lipodystrophie des Darmes.*

MAGENPHLEGMONE – 4567891 – siehe *akute (phlegmonöse) Gastritis.*

AKUTE CHOLEZYSTITIS – 4154382 – siehe Kapitel *chirurgische Krankheiten.*

CHRONISCHE CHOLEZYSTITIS – 5481245 – eine chronische Entzündung der Gallenblase.

ZINGA – 4141255 – siehe *Vitaminmangel* (Mangel an Vitamin C) im Kapitel *Krankheiten bei*

Vitaminmangel, (*Konzentration auf Zahlen* – siehe *Skorbut* – *Diagnose*).

LEBERZIRRHOSE – 4812345 – eine chronische fortgeschrittene Lebererkrankung, charakterisiert durch deutliche Störungen der lobären Leberstruktur, Hyperplasie von retikuloendothelialen Elementen der Leber und Milz, Störungen der Leberfunktion..

PIGMENT-LEBERZIRRHOSE – 5454589 – siehe *Hämochromatose*.

ÖSOPHAGITIS – 54321489 – eine Entzündung der Speiseröhre. Man unterscheidet akute, subakute und chronische Ösophagitiden.

ÖSOPHAGOSPASMUS – 8123457 – siehe *Dyskinesie des Verdauungstraktes*.

ENTERITIS – 8431287 – eine entzündliche Erkrankung der Dünndarmschleimhaut

AKUTE ENTERITIS – 54321481 – bei der akuten Enteritis werden in den pathologischen Prozess häufig zugleich auch der Magen (Gastroenteritis) und der Dickdarm (Gastroenterokolitis) einbezogen.

CHRONISCHE ENTERITIS – 5432140 – bei der chronischen Enteritis werden in einigen Fällen das Jejunum (Jejunitis) oder das Ileum (Ileitis) einbezogen.

ENTEROKOLITIS – 8454321 – siehe *Enteritis; Kolitis*.

© Г. П. Грабовой, 1999

ENTEROPATHIE DES DARMES – 8432150 – ein allgemeiner Begriff für nichtentzündliche chronische Darmerkrankungen, als Grundursache sind Fermentopathien oder angeborene Anomalien im Darmwandbau zu vermuten.

GLUTENSENSITIVE ENTEROPATHIE (europäische Sprue, nichttropische Sprue, Zöliakie der Erwachsenen, idiopathische Steatorrhoe) – 4891483 – eine seltene angeborene Erkrankung (Fermentopathie) des Darmes, charakterisiert durch das Fehlen oder eine herabgesetzte Produktion der Fermente im Dünndarm, welche Gluten spalten.

DISACCHARIDENDEFIZITÄRE ENTEROPATHIEN - 4845432 – sind angeborene oder erworbene Störungen der Schleimhaut, welche die Verdauung von Doppelzucker, z. B. Laktose (Milchzucker), Saccarose (Rohr - bzw. Rübenzucker) und Maltose (Malzzucker) betreffen.

EXSUDATIVE ENTEROPATHIE – 48123454 – eine seltene Erkrankung, charakterisiert durch eine pathologische Verbreiterung der Lymphgefäße und eine erhöhte Durchlässigkeit der Darmwand mit Durchfällen und bedeutendem Verlust von Eiweiß durch den Magen-Darm-Trakt.

PEPTISCHES ULCUS DER SPEISERÖHRE
-8432182 – mit einer Geschwulst bedeckte Wand im unteren Teil der Speiseröhre, hervorgerufen durch die proteolysische Wirkung von eingeflossenem Magensaft bei Kardiainsuffizienz.

© Г. П. Грабовой, 1999

EINFACHES DÜNNDARMULKUS – (**unspezifisch, idiopathisch, peptisch, trophisch, rund usw**) – 48481452 – charakterisiert durch das Auftreten von einzelnen oder mehreren Geschwülsten überwiegend im Krummdarm, nach der Morphologie erinnern diese an peptische Geschwülste des Magens und des Zwölffingerdarmes.

SYMPTOMATISCHE MAGENGESCHWÜRE – 9671428 – sind akute oder chronische Destruktionsherde der Magenschleimhaut, nach Ätiologie und Pathogenesse unterscheiden sie sich von der Ulkuskrankheit und stellen sich nur durch lokale Zeichen eines pathologischen Zustandes des Organismus dar, welche durch verschiedene Faktoren hervorgerufen wurden.

ULKUSKRANKHEIT DES MAGENS UND DER ZWÖLFFINGERDARM – 8125432 – eine chronische rezidivierende Erkrankung, bei der im Magen und Zwölffingerdarm ein Ulkus aufgrund von Störungen von neuralen und humoralen Mechanismen, die die sekretorischen/trophischen Prozesse in der gastroduodenalen Zone regulieren, entsteht.

© Г. П. Грабовой, 1999

KAPITEL 9

KRANKHEITEN DER NIEREN UND HARNABLEITENDEN WEGE - 8941254

AMYLOIDOSE – 4512345 – in den meisten Fällen eine systemische Erkrankung, im Wesentlichen liegen Veränderungen, welche zu außerzellulären Ablagerungen von Amyloid im Gewebe führen (stellt sich als kompliziertes Eiweiß – Polysachariden-Komplex - dar, der am Ende Störungen von Organismusfunktionen hervorruft).

ANOMALIEN DES HARNLEITENDEN SYSTEMS -1234571 – stellen sich meistens als angeborenen Entwicklungsfehler dar.

HYDRONEPHROSE – 5432154 – entwickelt sich infolge von Abflussstörung des Urins und ist charakterisiert durch eine sackartige Ausweitung des Nierenhohlsystem, pathologische Veränderungen des interstitialen Nierengewebes und Atrophie des Nierenparenchyms

GLOMERULONEPHRITIS – 4812351 – diffuse Glomerulonephritis – eine immunoallergische Erkrankung mit überwiegender Schädigung der Glomeruli.

AKUTE GLOMERULONEPHRITIS - 4285614.

© Г. П. Грабовой, 1999

Kapitel 9. KRANKHEITEN DER NIEREN UND HARNABLEITENDEN WEGE - 8941254

PYELITIS – 5432110 – eine Entzündung des Nierenbekken.

PYELONEPHRITIS – 58143213 – eine unspezifische infektiöse Erkrankung, schädigt das Nierenparenchym, überwiegend das interstitielle Gewebe, Nierenbecken und den Nierenkelch.

MULTIPLE NIERENZYSTEN (POLYZYSTOSE) – 5421451 – eine angeborene Erkrankung, bei welcher in beiden Nieren sich langsam vergrößernde Zysten entstehen, was zur Atrophie des funktionierenden Parenchyms führt.

NIERENKOLIK – 4321054 – ein Syndrom, welches als Nierenerkrankungen eingestuft wird, als Haupterscheinung treten akute Schmerzen in der Lendengegend auf.

UROLITHIASIS – 5432143 - verbunden mit Steinbildungen in den Nieren, genauer in den Nierenkelchen und im Nierenbecken, was verschiedenste pathologische Veränderungen in den Nieren und harnableitenden Wegen hervorruft.

NIERENINSUFFIZIENZ – 4321843 - ein Syndrom, welches sich als Resultat von schweren Störungen der Nierenprozesse entwickelt, es führt zu der Störung der Homöostase und ist charakterisiert durch einen hohen Stickstoffgehalt im Blut, Störungen des Wasser-Basen-Zustandes des Organismus.

AKUTE NIERENINSUFFIZIENZ -8218882

CHRONISCHE NIERENINSUFFIZIENZ - 5488821

NIERENTUBERKULOSE – 5814543 – eine infektiöse Erkrankung, die durch Mykobakterien hervorrufen wird und die Nieren schädigt.

AKUTE URÄMIE – 5421822 – siehe a*kute Niereninsuffizienz.*

CHRONISCHE URÄMIE – 8914381 – siehe *chronische Niereninsuffizienz.*

ZYSTITIS – 48543211 – eine infektiöse Erkrankung, welche durch das Eindringen von pathogenen Bakterien in die Harnblase hervorrufen wird.

NIEREN – EKLAMPSIE - 8149141 - siehe *akute Glomerulonephritis.*

© Г. П. Грабовой, 1999

KAPITEL 10

KRANKHEITEN DES BLUTSYSTEMS – 1843214

AGRANULOZYTOSE – 4856742 – das Fehlen oder die starke Abnahme der Leukozytenzahl (weniger als 1000 in 1 ml Blut) oder der Granulozytenzahl (weniger als 750 in 1 ml Blut).

ANÄMIEN (BLUTARMUT) – 48543212 - eine Verminderung des Hämoglobins im Blut, welche außer bei akutem Blutverlustn durch die Abnahme des Hämoglobins in einer Einheit des Blutvolumens charakterisiert ist.

AKUTE POSTHÄMORRHAGISCHE ANÄMIE - 9481232 – eine Blutarmut infolge akuter Blutverluste im Laufe einer kurzen Zeit.

ANGEBORENE ANÄMIEN, VERBUNDEN MIT SYNTHESESTÖRUNG DER PORPHYRINE - 4581254 – (sideroachrestische Anämie), charakterisiert durch die Hypochromie der Erythrozyten, einen erhöhten Serumeisenspiegel, Ablagerung des Eisens (Hämosiderin) mit dem Hämosiderosebild in den inneren Organen.

ANÄMIE BEI BLEIVERGIFTUNG - 1237819 - bestimmt durch Synthesestörung der Porphyrinen und Häme.

© Г. П. Грабовой, 1999

MEGALOBLASTISCHE ANÄMIE – 5481254 – eine Gruppe von Anämien, bei welchen als allgemeine Anzeichen die Entdeckung eigenartiger Erythrokariozyten mit strukturierten Kernen im Knochenmark dient, diese Kennzeichen erscheinen in den späteren Stadien der Differenzierung und stellen sich als Resultat der DNS- und RNS-Synthese in den Zellen dar, welche Megaloblasten genannt werden..

HÄMOLYTISCHE ANÄMIE – 5484813 – verbunden mit einer verstärkten Zerstörung der Erythrozyten.

AUTOIMMUNHÄMOLYTISCHE ANÄMIEN -5814311 – hervorgerufen durch die Einwirkung von Antikörpern auf die Erythrozyten.

APLASTISCHE (HYPOPLASTISCHE) ANÄMIEN -5481541 – eine Gruppe von Erkrankungen, charakterisiert durch eine zunehmende Inhaltverminderung der Formelemente im peripheren Blut und Knochenmark.

SICHELZELLANÄMIE-7891017 – eine große Gruppe von Erkrankungen, bestimmt durch Störungen der Aminosäurenkomponenten des Globins – Hämoglobinopathien, als meistverbreitete Form tritt die Sichelzellanämie auf.

GAUCHER – KRANKHEIT – (Kerasinretikulose) – 5145432 – eine seltene, erblich bedingte Lipoidose, hervorgerufen durch Störungen des Zerebrosidstoffwechsels und ihre Kumulierung in den Makrophagen der Milz, des Knochenmarks und der Leber.

© Г. П. Грабовой, 1999

Kapitel 10. KRANKHEITEN DES BLUTSYSTEMS – 1843214

HÄMOBLASTOSE AUSSERHAB DES KNOCHENMARKS – HÄMATOSARKOME UND LYMPHOME (LYMPHOZYTOME) – 54321451 – sind bösartige Bluterkrankungen, im Anfangsstadium greifen sie nicht das Knochenmark an, sie können entstehen aus Blastzellen (Hämosarkomen), und reifen Lymphozyten (Lymphosarkomen oder Lymphozyten).

PARAPROTEINÄMISCHE HÄMOBLASTOSE –8432184 – eine besondere Gruppe von Tumoren des Lymphsystems, die dort die Tumorzellen (Lymphozyten oder Plasmazellen) Immunglobulin (Ig) synthetisieren.

HÄMORRHAGISCHE DIATHESE – 5148543 – sind die Erkrankungen, die durch die Neigung zur Blutung charakterisiert sind.

HÄMORRHAGISCHE DIATHESE, BESTIMMT DURCH PATHOLOGIE DER GEFÄSSE – 54815438 - Randy-Osler-Krankheit (erbliche Teleangiektasie, hämorrhagische Angiomatose).

DYSPROTHROMBINÄMIE – 5481542 – eine hämorrhagische Diathese, bestimmt durch das Defizit des Prothrombin- Komplexfaktors (angeboren und erworben).

LEUKÄMOIDE REAKTIONEN – 5814321 – sind Veränderungen des Blutes und der Blutbildungsorgane, die Leukämien und anderen Tumoren des blutbildenden Systems ähnlich sind, aber immer einen reaktiven Charakter haben und sich nicht in den Tumor transformieren, welchem sie ähnlich sind.

© Г. П. Грабовой, 1999

LEUKÄMIEN – 5481347 – ein Sammelbegriff für maligne Erkrankungen des blutbildenden Systems, die aus den blutbildenden Zellen entstehen und das Knochenmark schädigen.

LYMPHOGRANULOMATOSE – 4845714 – sind Tumoren der Lymphknoten mit Nachweis von Beresovski-Sternberg- Zellen, Ätiologie unbekannt

STRAHLENKRANKHEIT, AKUTE –481543294 – stellt sich als selbstständige Erkrankung dar, die nach kurzzeitiger (bis einige Tage dauernder) Einwirkung von ionisierenden Strahlen auf einen größeren Teil des Körpergebiets im Sterben von überwiegend sich teilenden Zellen des Organismus resultiert.

MYELÄMIE – 5142357 – Vorhandensein von Knochenmarkzellen im Blut– Myelozyten, Promyelozyten, Erythrokaryozyten, seltener Kerne von Megakaryozyten.

VERERBTE OVALOZYTOSE (ELLIPTOZYTOSE) 51454323 – eine autosomal-dominant vererbte Erythrozytenanomalie ovaler oder elliptischer Formen, manchmal mit Hämolyseerscheinungen.

VERERBTE STOMATOZYTOSE - 4814581 – eine autosomal-dominant vererbte Anomalie der Erythrozytenform, welche manchmal mit einer intrazellulären Hämolyse einhergeht.

ANGEBORENE NEUTROPENIE - 8432145 – eine Gruppe seltener angeborener Erkrankungen mit fast vollständigem Fehlen der Neutrophilen im Blut, wird regelmäßig bestätigt (ständige Neutropenyen) oder in gleichmäßigen Zeitabstände (periodische Neutropenyen).

PAROXYSMALE NÄCHTLICHE HÄMOGLOBINURIE – (PNH) - 5481455 – (Marchiafava-Mikele-Anämie, paroxysmale nächtliche Hämoglobinurie mit ständiger Hämosiderinurie, Strübing-Marchiafava-Krankheit) – eine eigenartige erworbene hämolytische Anämie, verläuft mit einer ständigen intravasalen Hämolyse, Hämosiderinurie, Unterdrückung von Granulo- und Trombozytopoese.

THALASSÄMIE – 7765437 – eine Gruppe von erworbenen hämolytischen Anämien, charakterisiert durch ausgeprägte Hypochromie der Erythrozyten bei normalem und oder erhöhtem Eisenspiegel im Blutserum.

THROMBOZYTOPATHIE – 5418541 –eine Erkrankung mit zugrundeliegender angeborener (meistens bei vererbter Form) oder erworbener qualitativer Minderwertigkeit der Thrombozyten.

HÄMATOGENE THROMBOPHILIE – 4814543 – Neigung zur Entwicklung von rezidivierenden Thrombosen der Blutgefäße (überwiegend der Venen) mit unterschiedlicher Lokalisierung aufgrund von Störungen der Blutbestandteile und Blutqualität.

FAVISMUS – 54321457 – ist die Entwicklung eines akuten hämolytischen Syndroms bei einigen Personen mit Glukose -6-Phosphat-Dehydrogenase-Mangel (G-6-PDG) nach

© Г. П. Грабовой, 1999

Verzehr von Favabohnen oder beim Einatmen von Blütenstaub dieser Pflanze.

CHRONISCHE STRAHLENKRANKHEIT
– 4812453 – stellt sich als Krankheit dar, die durch die wiederholte Bestrahlung des Organismus in kleinen Dosen, welche insgesamt 100 rad überschreitet, hervorgerufen wird.

ZYTOSTATISCHE KRANKHEIT – 4812813 – eine eigenartige polysyndrome Krankheit, entsteht durch die Einwirkung von zytostatischen Faktoren auf den Organismus und ist bestimmt durch die Vernichtung hauptsächlich der sich teilenden Zellen, in erster Linie im Knochenmark, Magen-Darm-Trakt-Epithel; nicht selten ist eine Erscheinung der zytostatischen Krankheit die Schädigung der Leber.

KAPITEL 11

ENDOKRINE - UND STOFFWECHSEL-ERKRANKUNGEN - 1823451

AKROMEGALIE – 1854321 – eine Erkrankung, bestimmt durch die übermäßige Produktion von Somatotropin und charakterisiert durch ein dysproportionales Wachstum der Skelettknochen, des Weichteilegewebes und der inneren Organen.

ANGEBORENE STÖRUNGEN DER GESCHLECHTS - DIFFERENZIERUNG – 5451432 – eine Erkrankung, die durch Chromosomen – Störungen bestimmt ist.

VIRILES – SYNDROM – 89143212 – eine Erscheinung bei Frauen mit sekundären männlichen Eigenschaften (Züge), hervorgerufen durch einen erhöhten Gehalt an männlichen Geschlechtshormonen im Organismus der Frau.

HYPERINSULINISMUS (HYPOGLYKÄMISCHE KRANKHEIT) – 48454322 – eine Erkrankung, die sich durch Hypoglykämie-Anfälle charakterisiert ist, verursacht durch eine erhöhte Insulinproduktion in den Beta-Zellen der Bauchspeicheldrüse infolge hormonalaktiver Tumoren der Langerhans-Inselchen (Insulinom) oder diffuser Hyperplasien dieser Zellen.

HYPERPARATHYREOIDISMUS – 5481412 – (generalisierte fibröse Osteodystrophie, Recklinghausen – Krankheit) eine Erkrankung unklarer Ätiologie, charakterisiert

© Г. П. Грабовой, 1999

durch eine Hyperfunktion der Nebenschilddrüsen.

HYPERPROLAKTINÄMIE – 4812454 - ein Syndrom von Galaktorrhoeamenorrhoe bei Frauen und Hypogonadismus bei Männern.

HYPOGONADISMUS (MÄNNLICH) – 48143121 – ein pathologisches Zustand, verursacht durch ungenügende Sekretion der Androgene im Organismus.

HYPOPARATHYREOIDISMUS (TETANIE) – 4514321 - eine Erkrankung, charakterisiert durch eine verminderte funktionelle Aktivität der Nebenschilddrüsen, erhöhte neuro-muskuläre Erregbarkeit und Krampf-Syndrome.

HYPOTHYREOSE (MIXÖDEM) – 4812415 – eine Erkrankung, charakterisiert durch herabgesetzte Funktion der Schilddrüse.

HYPOPHYSÄRE NANISMUS (ZWERGWUCHS) – 4141414 – Erkrankung, charakterisiert durch den Stillstand des Längewachstums und der physischer Entwicklung.

DIABETES INSIPIDES – 4818888 – eine Erkrankung, verursacht durch eine Schädigung des hypothalamo-hypophysären Systems, charakterisiert durch Polydipsie und Polyurie.

DIABETES MELLITUS - 8819977 – eine Erkrankung, verursacht durch eine absolute oder relative Insulininsuffizienz im Organismus und charakterisiert durch grobe Störungen des Kohlenhydratstoffwechsels mit Hyperglykämie

© Г. П. Грабовой, 1999

und Glukosurie (Zucker im Urin) und anderen Störungen des Stoffwechsels

JUGENDLICHER DYSPITUITARISMUS – 4145412 - eine Dysfunktion des hypothalamo-hypophysären Systems mit vermehrter Sekretion des Wachstumshormons und des Adrenokortikotropen Hormons und Sekretionsstörung des thyreotropen und des gonadotropen Hormons.

DIFFUSE TOXISCHE STURMA (M. BASEDOW) –5143218 – eine Erkrankung, charakterisiert durch eine Hyperplasie und Hyperfunktion der Schilddrüse.

ENDEMISCHER KROPF – 5432178 – eine Erkrankung von Bewohner in bestimmter geographischen Regionen, charakterisiert durch eine Vergrößerung der Schilddrüse.

IZENKO – CUSHING – KRANKHEIT – 54321458 - charakterisiert durch Funktionsstörungen des hypothalamo - hypophysären Nebennierensystems mit Symptomen einer erhöhten Produktion von Kortikosteroiden.

HYPOPHYSENVORDERLAPPENINSUFFIZIENZ (Panhypopituitarismus, dienzephalohypoophysäre Kachexie, Simmonds – Krankheit) –48143214 – eine Erkrankung, charakterisiert durch den Ausfall oder eine Funktionsverminderung des hypothalamo-hypophysären Systems mit sekundärer Hypofunktion der peripheren endokrinen Drüsen.

MYXÖDEM – 4812415 – siehe *Hypothyreose*.

NEBENNIERENINSUFFIZIENZ -4812314 – ein Syndrom, verursacht durch primäre Störungen der Nebennierenrinde (Addison-Krankheit) oder durch sekundäre Veränderungen infolge einer verminderten Sekretion des adrenokortikotropen Hormons (AKTH).

ÜBERGEWICHT (ADIPOSITAS) – 4812412 – die übermäßige Körpermasse infolge von Fettzellgewebeansammlung.

TUMOREN – 4541548 – eine endokrine Erkrankung tumoröser Natur - s. *Akromegalie, viriles Syndrom, Hyperinsulinismus, Hyperparathyreoidismus, Pheochromozytom.*

FRÜHZEITIGE GESCHLECHTSENTWICKLUNG - 4814312 - ist die frühzeitige Reifung der Geschlechtsorgane bei Mädchen bis 8 Jahre und bei Jungen bis 10 Jahre.

THYREOIDITIS – 4811111 – eine entzündliche Erkrankungen der Schilddrüse. Die Entzündung einer diffus vergrößerten Schilddrüse nennt man Strumitis.

PHÄOCHROMOZYTOM – 4818145 – eine Erkrankung, verursacht durch gutartige oder bösartige Tumoren aus dem Chromaffingewebe der Nebennieren oder in Außernebennierenlokalisation.

© Г. П. Грабовой, 1999

KAPITEL 12

BERUFSBEDINGTE KRANKHEITEN- 4185481

BERUFSBEDINGTE KRANKHEITEN, WELCHE DURCH EINWIRKUNG VON CHEMISCHEN FAKTOREN BEDINGT SIND – 9916514 – Erkrankungen, welche durch die Einwirkung von reizenden toxischen Stoffen hervorgerufen werden.

BERUFSBEDINGTE KRANKHEITEN, WELCHE DURCH EINWIRKUNG VON PHYSISCHEN FAKTOREN BEDINGT SIND – 4514541 – eine Vibrationskrankheit, bestimmt durch die langwierige (wenigstens 3 bis 5 Jahre anhaltende) Vibrationseinwirkung unter Produktionsbedingungen.

BERUFSBEDINGTE KRANKHEITEN, WELCHE DURCH ÜBERANSTRENGUNG (ÜBERSPANNUNG) VON EINZELNEN ORGANEN UND SYSTEME BEDINGT SIND – 4814542 – Erkrankungen, bestimmt durch chronische funktionelle Überanstrengung, Mikrotraumatisierung, Einwirkung von schnellen, gleichartigen Bewegungen.

ERKRANKUNGEN, WELCHE DURCH EINWIRKUNG VON BIOLOGISCHEN FAKTOREN BEDINGT SIND – 81432184 – siehe Kapitel 14 *Infektionskrankheiten*.

© Г. П. Грабовой, 1999

KAPITEL 13

AKUTE VERGIFTUNGEN – 4185412

AKUTE VERGIFTUNGEN – Erkrankungen, hervorgerufen durch das Eintreten von exogenen und endogenen Stoffe in den Organismus durch den Mund (perorale Vergiftungen) –5142154, über die Atemwege (inhalative Vergiftungen) – 4548142, durch ungeschützte Hautflächen (perkutane Vergiftungen) – 4814823, nach Injektion von medikamentösen Präparaten in toxischer Dosis (Injektionsvergiftungen) oder bei der Einführung von toxischen Stoffen in verschiedene Öffnungen des Organismus (Mastdarm, Vagina, äußerer Gehörgang und andere) –4818142.

PSYCHONEUROTISCHE STÖRUNGEN – 9977881 – sind Störungen, verursacht durch akute Vergiftungen in der Gesamtheit von psychischen, neurologischen und somato-vegetativen Symptomen infolge einer Kombination von direkter toxischer Einwirkung auf verschiedene Strukturen des zentralen und peripheren Nervensystems (exogene Toxikose), und als Folge entwickeln sich Vergiftungsstörungen anderer Organe und Systeme, in erster Linie der Leber und der Nieren (endogene Toxikose).

SCHÄDIGUNG DER NIEREN (TOXISCHE NEPHROPATHIE) – 5412123 – entsteht beim Eindringen von nephrotoxischen Giften (Antifris, Sulema, Dichlorethan, Kohlenstoff-Tetrachlorid und andere) in den Körper.

SCHÄDIGUNG DER LEBER (TOXISCHE HEPATOPATHIE) – 48145428 – entwickelt sich bei akuter Aufnahme von Lebergiften (Dichlorethan, Tetrachlorid oder Kohlenstoff) sowie durch einige pflanzliche Gifte und Medikamente (Akrichin).

EXOTOXISCHER SCHOCK – 4185421 – eine Funktionsstörung des Herz-Kreislauf-Systems in der toxikogenen Phase der Vergiftung.

AKUTE VERGIFTUNGEN, VERURSACHT DURCH SCHLANGENBISSE UND GIFTIGEN GLIEDERTIERE – 4812521.

SCHLANGENBISS – 4114111 – akute Vergiftung, hervorgerufen durch spezifische Einwirkungen von Produkten der Schlangengiftdrüsen.

SKORPIONSTICH – 4188888 – ruft akute starke Schmerzen in der Zone der Giftinokulation hervor, nicht selten strahlen diese über die Äste der Nerven aus.

TARANTELBISS – 8181818 – ruft keine ausgedehnte lokale Reaktion auf das Gift hervor, ist aber begleitet von einer deutlichen und eigenartigen allgemeinen Intoxikation.

WESPEN- UND BIENENSTICH – 9189189 – werden begleitet von einer akuten starken Schmerzreaktion, als Erscheinungen in der Schädigungszone treten mäßige Hyperämien und Ödeme auf.

KAPITEL 14

INFEKTIONSKRANKHEITEN – 5421427

AMÖBIASIS (AMÖBENRUHR) – 1289145 – eine Protozoenerkrankung, charakterisiert durch ulzerative Schädigungen des Dickdarmes und in einigen Fällen komplizierend mit Leberabszessen, Schädigung der Lungen und anderer Organen.

BALANTIDIOSE – 1543218 – eine Protozoenerkrankung, charakterisiert durch Dickdarmgeschwüre und einen schweren Verlauf.

TOLLWUT (HYDROPHOBIE) – 4812543 – eine akute Viruserkrankung, die durch das Auftreffen von Speichel infizierter Tiere auf geschädigte Haut entsteht.

„KATZENKRATZKRANKHEIT" (**nichtbakterielle regionale Lymphadenitis**) – 48145421 – eine akute Erkrankung, entsteht durch den Kontakt mit infizierten Katzen durch Biss, Kratzen, Speichelberührung.

BOTKIN-KRANKHEIT – 5412514 – s. *Virushepatitis*.

BRILL-ZINSSER-KRANKHEIT (SPÄTREZIDIV DES EPIDEMISCHEN FLECKFIEBERS) – 514854299 – ein Rezidiv des epidemischen Fleckfiebers, entsteht viele Jahre nach dem Überstehen dieser Krankheit.

BOTULISMUS – 5481252 – eine Vergiftung durch Botulinustoxin, welches sich in Nahrungsmitteln angesammelt hat.

BRUZELLOSE – 4122222 – Zoonose, eine infektiös-allergische Erkrankung, verursacht durch verschiedene Bruzella-Arten.

VARIOLA MINOR – 4848148 – leichte Form der Pokken (siehe *echte Pocken*).

VIRUSHEPATITIS A- UND B (BOTKINKRANKHEIT) – 5412514 – eine allgemeine Infektionskrankheit viraler Natur, verursacht durch Intoxikation, überwiegend mit Schädigung der Leber und in einigen Fällen mit Gelbsucht.

HELMINTHOSE – 5124548 – eine Erkrankung, hervorgerufen durch im menschlichen Organismus angesiedelte parasitierende Wurm-Helminthen und deren Maden.

ALVEOKOKKOSE – 5481454 – Erreger: Madenstadium der Alveokokken.

ANKYLOSTOMIASIS – 4815454 – eine Helminthose, hervorgerufen durch Ankylostomen, Parasiten im Dünndarm des Menschen, öfter im Zwölffingerdarm.

ASKARIDOSE – 4814812 – Erreger: Askaris lumbrikoides, parasitiert im Erwachsenstadium im Dünndarm.

© Г. П. Грабовой, 1999

HYMENOLIPEDOSE – 54812548 – Erreger: Zwergbandwurm.

DIPHYLLOBOTHRIOSIS – 4812354 – Erreger: breiter Bandwurm.

CLONORCHIASIS – 5412348 – eine Wurmerkrankung, hervorgerufen durch Trematoden (Clonorchis sinensis).

METAGONIMOSE – 54812541 – eine Helminthose, hervorgerufen durch kleine Trematoden. Erreger: Metagonimus, parasitiert im Dünndarm des Menschen, des Hundes, der Katze und des Schweins.

OPISTHORCHIASIS – 5124542 – Erreger: Saugwurm, Lebigel, parasitiert in den Gallengängen, der Gallenblase und den Bauchspeicheldrüsengänge des Menschen, bei Katzen, Hunden und anderen.

STRONGYLOIDIASIS – 54812527 – Erreger parasitiert im Dünndarm des Menschen (überwiegend im Zwölffingerdarm), manchmal in den Gallengängen und Bauchspeicheldrüsengängen, in der Migrationsperiode in Bronchien und Lungengewebe.

TAENIARINCHOSE – 4514444 – Erreger: Rinderbandwurm.

TAENIOSE – 4855555 – Erreger: Schweinebandwurm, er kann bei Menschen nicht nur im geschlechtsreifen Stadium, sondern auch im Madenstadium parasitieren, verursacht die Erkrankung Zystizerkose.

© Г. П. Грабовой, 1999

Kapitel 14. *INFEKTIONSKRANKHEITEN* – 5421427

TRICHINELLOSE (TRICHINOSE) – 7777778 – Erreger: Trichinella.

TRICHOSTRONGILIDOSE – 9998888 – Erreger sind kleine Helminthen aus der Familie der Trichostrongylen.

TRICHOCEPHALOSE – 4125432 – Erreger: Wurm, parasitiert im Dickdarm des Menschen.

FASCIOLOSIS – 4812542 – Erreger: Leberegel und gigantische Egel.

ZYSTIZERKOSE (CYSTICERCOSE) – 4512824 – entwickelt sich durch den Befall verschiedener Organe über den Magen mit Bandwurmfinnen (aus verschmutzten Produkten, schmutzige Hände, Eindringen von reifen Finnen aus dem Darm in den Magen, zum Beispiel beim Erbrechen, welches mit der reifen Form der Bandwürmer infiziert ist). Erreger: Madenstadium des Schweinebandwurms (Cysticercus).

SCHISTOSOMIASIS – (BILHARZIOSE) – 48125428 – eine Helminthose mit Befall des Urogenitaltraktes, des Darmes, der Leber, der Milz, manchmal der Lungen und des Nervensystems, wird in Ländern mit tropischem und subtropischem Klima beobachtet.

ENTEROBIASIS – 5123542 – Erreger: Aftermade, parasitiert im im unteren Teil des Dünndarms und Dickdarms.

ECHINOKOKKOSE – 5481235 – Erreger: Madenstadium des Echinococcus, parasitiert in der Leber, der Lunge und anderen Organen.

© Г. П. Грабовой, 1999

HÄMORRHAGISCHES FIEBER mit nephrotischem Syndrom oder hämorrhagische Nephroso-Nephritis – 5124567 – eine akute virale Erkrankung, verläuft mit einer Intoxikation, einem eigenartigen nephrotischen Syndrom und mit hämorrhagischen Erscheinungen.

HERPES-SIMPLEX-INFEKTION – 2312489 – eine Erkrankung, verursacht durch den Herpes-simplex-Virus, charakterisiert durch Schädigungen der Haut und Schleimhäute, in einigen Fällen können eine schwere Schädigung der Augen, des Nervensystems und der inneren Organen auftreten.

GRIPPE – 4814212 – eine akute Viruserkrankung, Anthroponose, wird durch Tröpfcheninfektion übertragen.

RUHRKRANKHEIT (DYSENTERIE) – 4812148 – eine Infektionskrankheit mit fäkal-oralem Übertragungsmechanismus, hervorgerufen von verschiedenen Schigellen-Arten.

DIPHTHERIE – 5556679 – eine akute Infektionskrankheit mit Übertragung über Luft-Tröpfchenwege, charakterisiert durch toxische Schädigungen überwiegend des Herz-Kreislauf- und des Nervensystems, lokalen entzündlichen Prozess mit Bildung von fibrinösen Belägen.

YERSINIOSE – 5123851 – eine akute Infektionskrankheit, gehört zu den Zoonosen.

CAMPYLOBAKTERIOSE (VIBRIOSE) – 4815421 – eine akute Infektionskrankheit der Zoonose-Gruppe.

© Г. П. Грабовой, 1999

Kapitel 14. INFEKTIONSKRANKHEITEN – 5421427

KEUCHHUSTEN – 4812548 – eine akute Infektionskrankheit, gehört zu den Tröpfchen-Antroponosen, charakteristisch sind spastische Hustenanfälle.

MASERN – 4214825 – eine akute virale Infektion, Übertragung durch Tröpfcheninfektion, Auftreten überwiegend bei Kindern, einhergehend mit Fieber, Intoxikation, Katarrh der Luftwege und makulopapulösem Exanthem.

RÖTELN – 4218547 – eine akute virale Infektionskrankheit, Übertragung durch Tröpfcheninfektion, charakterisiert durch einen kurzzeitigen Fieberschubzustand, masernähnliche Effloreszenzen und Schwellung der dorsalen Hals- und Nackenlymphknoten.

LEGIONELLOSE (Krankheit der Legionäre, pittsburghsche Pneumonie, pontisches Fieber Legionärskrankheit) – 5142122 – akute Infektionskrankheit, verursacht durch verschiedene Legionellenstämme, charakterisiert durch Fieber, ausgedehnte allgemeine Intoxikation, bei schwerem Verlauf mit Schädigung der Lunge, des ZNS, der Organe des Verdauungssystems.

LEISHMANIOSE – 5184321 – eine parasitäre Krankheit, hervorgerufen durch Einzeller aus dem Stamm Leishmania.

LEPTOSPIROSE – 5128432 – eine akute Erkrankung, hervorgerufen durch verschiedene Leptospiren-Subspezies.

© Г. П. Грабовой, 1999

LISTERIOSE – 5812438 – eine Infektionserkrankung aus der Gruppe der Anthropozoonosen, charakterisiert durch Polymorphismus als klinische Erscheinung.

Q-FIEBER – 5148542 – eine akute rickettsiöse Erkrankung, charakterisiert durch Fieber, Symptome der allgemeinen Schwäche und häufig Lungenschädigung.

MARBURG - FIEBER (hämorrhagisches Maridi - Fieber, Ebola-Fieber) – 5184599 – eine akute Viruserkrankung, charakterisiert durch einen schweren Verlauf mit hoher Letalität, hämorrhagischem Syndrom, Schädigung der Leber, des Magendarmtraktes und des ZNS.

LAMBLIASIS – 5189148 – Invasion durch Lamblia, verläuft wie eine Darmdysfunktion oder auch als symptomloser Parasitenüberträger.

MALARIA – 5189999 – eine akute Prothozoenerkrankung, charakterisiert durch einen zyklischen rezidivierenden Verlauf mit Wechsel von Fieberanfällen und anfallfreien Perioden, Anämie, Vergrößerung der Leber und der Milz.

MENINGOKOKKEN-INFEKTION – 5891423 – eine von Meningokokken hervorgerufene Erkrankung, verläuft als akute Nasopharyngitis, eitrige Meningitis und/oder Meningokokkämie.

MYKOPLASMOSE – 5481111 – eine akute Infektionskrankheit, verursacht durch Mykoplasmen.

© Г. П. Грабовой, 1999

Kapitel 14. INFEKTIONSKRANKHEITEN – 5421427

INFEKTIÖSE MONONUKLEOSE– 5142548 – eine Viruserkrankung, charakterisiert durch Blastentransformation der Lymphozyten, Erscheinungen dieser eigenartigen Zellen im peripheren Blut, reaktiver Lymphadenitis, Vergrößerung der Lymphknoten und Milz.

ORNITHOSE – 5812435 – eine akute infektiöse Erkrankung, hervorgerufen durch Chlamydien, mit Fieber, allgemeiner Intoxikation, Schädigung der Lunge, des Nervensystems, Vergrößerung von Leber und Milz.

WINDPOCKEN – 48154215 – eine akute Viruserkrankung Übertragungsweg durch Tröpfcheninfektion, entsteht überwiegend im Kindesalter und ist charakterisiert durch einen fieberhaften Zustand, papulo-vesikulöse Effloreszenzen, gutartigen Verlauf.

ECHTE POCKEN – 4848148 – eine akute hochanstekkende Erkrankung viraler Natur, charakterisiert durch einen schweren Verlauf mit Fieber und pustulösem Ausschlag.

AKUTE RESPIRATORISCHE ERKRANKUNGEN (ORE, Katarrh der oberen Luftwegen, akute respiratorische Infektionen) – 48145488 – weit verbreitet, charakterisieren durch allgemeine Intoxikation und eine überwiegende Schädigung der Luftwege.

PARAKEUCHHUSTEN (PARAPERTUSSIS) – 2222221 – eine akute Infektionskrankheit, hervorgerufen durch Bordetella parapertussis, hat Ähnlichkeit mit der leichten Form des Keuchhustens.

© Г. П. Грабовой, 1999

EPIDEMISCHE PAROTITIS (ZIEGENPETER, MUMPS) –3218421 – eine akute virale Infektionskrankheit, betrifft überwiegend Kinder bis 15 Jahre, charakterisiert durch eine Entzündung der Speicheldrüsen und anderen Drüsenorgane und nicht selten einhergehend mit der Entwicklung einer serösen Meningitis.

PEDIKULOSE (LÄUSEBEFALL) – 48148121 – Befall des Menschen mit kleinen blutsaugenden Insekten (Läusen).

NAHRUNGSMITTELVERGIFTUNG DURCH BAKTERIELLE TOXINE – 5184231 – eine Erkrankungen, die nach dem Verzehr von der Nahrungsmitteln entsteht, die mit verschiedenen Mikroorganismen befallen sind und bakterielle Toxine enthalten.

PSEUDOTUBERKULOSE – 514854212 – eine akute Infektionskrankheit aus der Gruppe der Zoonosen, charakterisiert durch Fieber, allgemeine Intoxikation, Schädigung des Dünndarmes, der Leber und nicht selten einhergehend mit scharlachähnlichen Effloreszenzen.

ERYSIPEL (ROSE) – 4123548 – eine akute Streptokokken-Erkrankung, charakterisiert durch Schädigung der Haut mit Ausbildung scharf abgegrenzter entzündlicher Herde und auch Fieber und dem Symptom der allgemeinen Schwäche, gehäuftes Auftreten von Rezidiven.

ROTAVIRENINFEKTION – 5148567 – eine akute virale Erkrankung überwiegendem werden Kinder befallen.

© Г. П. Грабовой, 1999

SALMONELLOSE – 5142189 – eine akute Infektionserkrankung, hervorgerufen durch Salmonellen, wird alimentär (durch Nahrungsmittel) übertragen.

MILZBRAND (SIBIRISCHES ULCUS) – 9998991 – eine Erkrankung, welche beim Menschen die Haut, die Lungen und den Darm befällt und als septische Form verläuft.

SCHARLACH – 5142485 – Übertragung durch akute Tröpfcheninfektion, Anthroponose, tritt überwiegend bei Kindern bis 10 Jahre auf, charakterisiert durch Fieber, allgemeine Schwäche, Angina und ein kleinfleckiges Exanthem.

TETANUS (WUNDSTARRKRAMPF) – 5671454 – akute Infektionserkrankung, charakterisiert durch eine schwere toxische Schädigung des Nervensystems mit tonischen und klonischen Krämpfen und Störungen der Thermoregulation.

HIV – INFEKTION UND AIDS – 5148555 – besonders gefährliche virale Erkrankung, charakterisiert durch eine langsame Inkubationsperiode, Unterdrückung der Zellenimmunität mit Entwicklung von sekundären Infektionen (viral und bakteriell, Protozoen) und tumorösen Schädigungen, welche in der Regel letal verläuft.

TYPHUS – PARATYPHUS - ERKRANKUNGEN (Typhus abdominales, Paratyphus A und B) –1411111 – eine Gruppe von akuten Infektionserkrankungen mit fäkaloralem Übertragungsmechanismus, hervorgerufen durch Salmonellen mit ähnlich klinischen Erscheinungen.

TYPHUS EXANTHEMATICUS (epidemische Flecktyphus, durch Kleiderlaus) - 1444444 – akute Rickettsien-Erkrankung, einhergehend mit Fieber, allgemeiner Intoxikation, Schädigung der Gefäße und des Nervensystems.

TYPHUS EXANTHEMATICUS DURCH ZECKEN – 5189499 – akute Infektionskrankheit, charakterisiert durch Fieber, allgemeine Intoxikation, Entstehen eines primären Affektes und makulopapulöser Effloreszenzen.

TOXOPLASMOSE – 8914755 – parasitäre Erkrankung, einhergehend mit einem chronischen Verlauf mit Schädigung des Nervensystemsy, Lymphadenopathie, Vergrößerung von Leber und Milz, häufig Schädigung des Myokards, der Muskeln und Augen.

TULARÄMIE – 4819489 – akute Infektionskrankheit aus der Gruppe der Zoonosen.

CHOLERA – 4891491 – akute Infektionskrankheit mit fäkal-oralen Übertragungsmechanismus, hervorgerufen von Cholera-Vibrio.

PEST – 8998888 – akute infektiöse, hochansteckende Erkrankung, durch Yersinia pestis hervorgerufen.

ENTEROVIRUSERKRANKUNGEN – 8123456 – akute Infektionserkrankungen, hervorgerufen durch Darmviren, verlaufen häufig mit Schädigung en des ZNS, der Muskeln und der Haut.

ZECKEN-ENZEPHALITIS (FRÜHSOMMER -ENZEPHALITIS) – 7891010 – akute neurovirale Infektion, charakterisiert durch eine akute

Kapitel 14. INFEKTIONSKRANKHEITEN – 5421427

Schädigung der grauen Hirnzellen und des Rückenmarks.

ESCHERICHIOSEN – 1238888 – verursacht durch verschiedene Stämme enteropathogener Darmbakterien.

MAUL - UND KLAUENSEUCHE – 9912399 – akute virale Erkrankung, einhergehend mit Fieber, allgemeiner Intoxikation, aphtosen Schädigungen der Mundschleimhaut, Schädigungen der Haut im Bereich der Hände.

© Г. П. Грабовой, 1999

KAPITEL 15

KRANKHEITEN BEI VITAMINMANGEL
-1234895

VITAMINMANGEL (Avitaminose – 5451234, Hypovitaminose – 5154231) – eine Gruppe von Erkrankungen, die sich bei unzureichender Zufuhr von Vitaminen in den Organismus oder Fehlen von Vitaminen in den Nahrungsmitteln einstellt.

VITAMIN-A-MANGEL (Retinolmangel) – 4154812 – entsteht bei Vitamin-A- und Karotin-Mangel in den Nahrungsmitteln, Störung der Aufnahme im Darm und bei Störungen der Vitamin-A-Synthese aus Karotin im Organismus.

VITAMIN-B1-Mangel (Thiaminmangel) – 1234578 – B1-Hypovitaminose und Avitaminose (Beriberi, alimentäre Polyneuritis) entsteht bei Mangel dieses Vitamins in den Nahrungsmitteln (überwiegend Ernährung mit poliertem Reis, nach Entziehen von Vitamin B1, häufig in den Länder des östlichen und südöstlichen Asiens auftretend), Störungen der Darm-Digestion und der Assimilation (bei schweren Darmschädigungen, anhaltendem Erbrechen, langdauernden Durchfällen).

VITAMIN-B2-Mangel (Riboflavinmangel) –1485421 – entsteht bei Mangel an Vitamin B2 in der Nahrung oder bei Störung der Digestion im Darm und Störungen der Verdaulichkeit (Phosphorylierung) oder durch eine erhöhte

Kapitel 15. KRANKHEITEN BEI VITAMINMANGEL -1234895

Zerstörung im Organismus.

MANGEL DER NIKOTINSÄURE (Vitamin RR, Vitamin B3) – 1842157 – verursacht durch eine unzureichende Einfuhr dieses Vitamins über die Nahrung (bei überwiegender Ernährung mit Mais), eine unzureichende Digestion im Darm (bei verschiedenen Erkrankungen des Magens und des Dünndarms) sowie bei hoher Insolation oder erhöhtem Bedarf an diesem Vitamin (z. B. in der Schwangerschaft, bei schwerer physischer Arbeit usw.).

VITAMIN-B6-Mangel (Pyridoxinmangel) – 9785621 – bei Erwachsenen wird nur die endogene Form beobachtet: bei Unterdrückung der Darmflora (synthetisiertes Pyridoxin in ausreichenden Dosen für den Organismus), Langzeiteinnahme von Antibiotika, Sulfonamiden und Antituberkulosemitteln), besonders bei gleichzeitig erhöhtem Bedarf an diesem Vitamin (bedeutende physische Belastung, Schwangerschaft etc.).

VITAMIN-C-MANGEL (Mangel an Askorbinsäure, C-Avitaminose, Skorbut, Zinga) - 4141255.

VITAMIN-D-MANGEL – 5421432 – eine überwiegende Bedeutung hat der Mangel an Vitamin D2 (Ergocalciferol) und D3 (Cholecalciferol).

VITAMIN-K-MANGEL – 4845414 – tritt selten bei Erwachsenen auf; verbunden mit dem Enden der Gallengänge in dem Darm, was für die Digestion der Phyllochinone notwendig ist (bei Obstruktion und Kompression der Gallenwege) und auch bei chronischen Darmerkrankungen (s. *Malabsorptionssyndrom*).

HYPOVITAMINOSE, POLYAVITAMINOSE – 4815432 – tritt häufig als isolierter Mangel an einem Vitamin auf.

KAPITEL 16

KINDERKRANKHEITEN - 18543218

ADRENOGENITALES SYNDROM – 45143213 – eine Gruppe von angeborenen autosomal-rezessiven Krankheiten, verursacht durch den Mangel an Fermenten von Steroidhormonen der Nebennierenrinde.

RESPIRATORISCHE ALLERGOSEN – 45143212 – eine Gruppe von Erkrankungen mit allergischer Schädigung der Atemwege.

ALLERGISCHE RHINITIS UND SINUSITIS –5814325 – häufiges Auftreten bei 2- bis 4-jährigen Kindern, werden selten isoliert, kombiniert mit Schädigungen der Trachea und im Mund-Rachen-Raum, manchmal auch im Gehörgang, Mittelohr.

ALLERGISCHE LARYNGITIS – 58143214 –tritt häufig bei Säuglingen auf, der Verlauf kann einen rezidivierenden Charakter haben, periodisch einhergehend mit grob „bellendem" Husten und Heiserkeit.

ALLERGISCHE TRACHEITIS – 514854218 – zeigt sich durch rezidivierende Anfälle von hartnackigem Husten, überwiegend in der Nacht auftretend mit Schlafstörungen des Kindes.

© Г. П. Грабовой, 1999

ALLERGISCHE BRONCHITIS – 5481432 – charakterisiert durch dauernde (mehrmals im Monat auftretende) Rezidive mit hartnäckigem, aufdringlichem und nicht selten anfallähnlichem Husten, überwiegend in den Nachtstunden auftretend, in den Lungen hört man auskulktatorisch neben dem Giemen auch feuchte, nichtklingende Rasselgeräusche, dabei besteht keine exspiratorische Dyspnoe.

ALLERGISCHE PNEUMONIE – 51843215 –gehört zu den selten diagnostizierten Formen einer allergischen Schädigung des Atemsystems.

FETALES ALKOHOLSYNDROM (Alkoholembryopathie, Fetaler Alkoholismus) – 4845421 – einhergehend mit verschiedenen Symptom-Kombinationen, u.a. auch nach dem Grad der Abweichung in der psychophysischen Entwicklung des Kindes, verursacht durch einen Alkoholmissbrauch bei der Mutter vor und während der Schwangerschaft.

DEFIZIT VON α_1 – ANTITRYPSIN – 1454545 – eine Reihe von angeborenen Erkrankungen, bei welchen als Grundursache ein Defizit des α_1-Antithrypsin- Glukoproteid anzusehen ist, welches in der Leber synthetisiert wird, das führt zur erhöhten Kumulierung von proteolytischen Fermenten und nachfolgender Gewebeschädigung.

ANÄMIEN -48543212 - siehe Kapitel *10 Erkrankungen des Blutsystems.*

ENTWICKLUNG VON EISENMANGELANÄMIEN -1458421 – begünstigt durch eine Reihe von Faktoren: begrenzte Eisenspeicher bei Neugeborenen und niedriger Eisenspeicher bei Frühchen, unzureichende Zufuhr von Eisen über Nahrungsmittel, Störungen der Eisendigestion vom Darm.

TOXISCHE HÄMOLYTISCHE ANÄMIEN –45481424 – verursacht durch zufällige Vergiftungen (Phenacetin, Nitrofurane, Sulfonamide, Anilinfarbe, Derivate von Nitrobenzol, Naphthalin).

FREMDKÖRPERASPIRATION – 4821543 –Aspiration von organischen und nichtorganischen Fremdkörpern.

ASTHMA BRONCHIALE – 58145428 – allergische Erkrankung, welche sich durch periodische Dyspnoe-Anfälle bemerkbar macht, verursacht durch Störungen der bronchialen Durchgänge infolge von Spasmus, Ödemen der Schleimhaut und Verstärkung der Sekretion.

AKUTE BRONCHITIS – 5482145 – entzündliche Erkrankung der Bronchien unterschiedlicher Ätiologie.

HÄMORRHAGISCHE VASKULITIS (Kapillartoxikose, Morbus Schoenlein – Henoch - Syndrom) –5128421 – allergische Erkrankung mit punktförmigen Einblutungen auf der Haut, manchmal einhergehend mit Schmerzen im Bauch und Schmerzen und Schwellungen der Gelenke.

GALAKTOSÄMIE – 48125421 – vererbte Erkrankung, zugrunde liegt ein metabolischer Block in der fermentativen Umwandlung der Galaktose in Glukose.

© Г. П. Грабовой, 1999

HÄMOLYTISCHE KRANKHEIT DER NEUGEBORENEN (Morbus haemolyticus neonatorum) -5125432 – hämolytische Gelbsucht bei Neugeborenen, verursacht durch einen immunologischen Konflikt zwischen Mutter und Fetus bei Inkompatibilität des Erythrozyten-Antigens.

HÄMORRHAGISCHE KRANKHEIT BEI NEUGEBORENEN (Morbus haemolyticus neonatorum) –5128543 – eine Gruppe von Syndromen, verursacht durch eine transitorische Insuffizienz in der früh-neonatalen Periode durch einige Faktoren der Blutgerinnung.

HÄMOPHILIE – 548214514 – angeborene Erkrankung, wird nach dem rezessiven Typ übertragen: in Verbindung mit dem X-Chromosom.

HEPATITIS – 5814243- siehe Kapitel *Krankheiten des Verdauungstraktorgane.*

PORTALE HYPERTENSION – 45143211 – tritt auf bei intrahepatischem (bei Leberzirrhose) und bei extrahepatischem (Thrombophlebitis der Milzvene) Stau, häufig auch bei Kindern, welche in der Neugeborenenperiode eine Nabelsepsis durchgemacht haben oder bei angeborener Pathologie der V. portae.

RENALE GLUKOSURIE (RENALER GLUKODIABETES)– 5142585 – entwickelt sich als Resultat eines angeborenen Defektes in den Fermentensystemen der Nierentubuli, welche für die Glukoseresorption verantwortlich sind.

VITAMIN-D-HYPERVITAMINOSE 5148547 – entsteht bei Überdosierung von Vitamin D oder bei erhöhter individueller Empfindlichkeit ihm gegenüber

© Г. П. Грабовой, 1999

HYPOTHYREOSE – 4512333 – Erkrankung der Schilddrüse mit einer verminderten Funktion derselben.

HISTIOZYTOSE X – 5484321 – eine Gruppe von Erkrankungen mit allgemeiner Pathogenese, als wesentlicher Grund liegt eine reaktive Proliferation der Histiozyten mit Kumulierung in ihnen vor, die Produkte zerstörten den Stoffwechsel.

DIFFUSE GLOMERULONEPHRITIS –5145488 – infektiös- allergische Nierenerkrankung.

DIABETES MELLITUS – 4851421 – eine Erkrankung, versursacht durch einen absoluten oder relativen Insulinmangel und einhergehend mit Störungen des Kohlenhydratstoffwechsels mit Hyperglykämie und Glukosurie sowie auch anderen Störungen des Stoffwechsels.

RENALER DIABETES INSIPIDUS -5121111 – erworbene Erkrankung, bei welcher die Nieren nicht fähig sind, den Urin mit einer höheren osmolaren Konzentration als der Osmolarität des nierentubulären Ultrafiltrates des Plasmas zu produzieren.

RENALER SALZ-DIABETES (PSEUDOHYPOALDOSTERONISMUS) – 3245678 – zerstört die tubulären Mechanismen der Reabsorption von Natrium infolge einer niedrigen Sensibilität des Epithels gegnüber Aldosteron, öfter nach Pyelonephritis.

ALLERGISCHE DIATHESE – 0195451 – eine vererbte Neigung des Organismus zu allergischen Erkrankungen.

© Г. П. Грабовой, 1999

HÄMORRHAGISCHE DIATHESE – 0480421 – siehe *hämorrhagische Vaskulitis, Purpura thrombopenica, Hämophilie.*

LYMPHATISCHE DIATHESE (nach früherer Terminologie – lymphatiko – hypoplastische Diathese) – 5148548 – erblich bedingte Insuffizienz des Lymphsystems, verbunden mit einer verminderten Funktion des Thymus als Hauptorgan, welcher die Lymphozytenreifung kontrolliert.

EINFACHE DYSPEPSIE – 5142188 – eine akute Störung der Verdauung, verursacht durch Fehler der Ernährungsweise wie Überfütterung, Zufuhr von Nahrung, die nicht den funktionellen Möglichkeit des Magen-Darm-Traktes entspricht (z. B. zu schnelle Zufuhr bei künstlicher Ernährung), Beendigung des Stillens in der Sommerzeit, Überwärmung.

PARENTERALE DYSPEPSIE – 8124321 – Auftreten von Infektionsherden außerhalb des Magen- Darm-Traktes (respiratorische Infektion, Otitis, Harnwegsinfekt).

TOXISCHE DYSPEPSIE – 514218821 – schwere akute Störung der Verdauung, verläuft mit schwersten Störungen des Stoffwechsels.

VEGETO – VASKULÄRE DYSTONIE (AUTONOMIC NEUROPATHY) – 514218838 – wird häufig in der vorpubertären und pubertären Periode beobachtet, zur Entstehung tragen chronische Intoxikationen und Übermüdung bei lange

© Г. П. Грабовой, 1999

bestehenden und deutlichen Störungen des Lebensweise, Hypodynamie, emotionellen Überanstrengungen; eine große Bedeutung hat die erbliche Neigung.

AKUTE RESPIRATORISCHES DISTRESS-SYNDROM (Syndrom der Atemstörungen) – 5148284 – nichtinfektiöse pathologische Prozesse in den Lungen (Pneumopathie), welche sich in pränatalen und frühneonatalen Entwicklungsperioden des Kindes formieren und durch Atemstörungen in Erscheinung treten.

GELBSUCHT BEI NEUGEBORENEN – 4815457 – siehe auch *hämolytische Krankheiten bei Neugeborenen*.

PSEUDOKRUPP (Pseudo-Membranous-Laryngitis) – 5148523 – siehe *stenosierende Laryngitis*.

LEUKÄMIE – 5481347 – siehe Kapitel *Krankheiten des Blutsystems*.

MALABSORPTIONSSYNDROM – 4518999 – Syndrom der gestörten Darmresorption eines oder mehrerer Nährstoffe durch die Schleimhaut des Dünndarms, vor allem bei Vitaminmangelzuständen.

MUKOVISZIDOSE – 9154321 – schwere erbliche Stoffwechselerkrankung, im Wesentlichen liegen Schädigungen des Exokrindrüsen und erhöhte Viskosität (Klebrigkeit) des Sekrets zugrunde, was zu Lungenschädigungen, Schädigungen der Bauchspeicheldrüse und des Darmes führt, seltener Schädigungen der Leber und der Nieren, einhergehend mit bedeutenden Konzentrationserhöhungen von Natrium und Chlor im Schweiß des Erkrankten.

VERERBTE NEPHRITIS – 5854312 – Ätiologie und Pathogenese sind nicht bekannt, es wird vermutet, dass die Erkrankung mit einer Genmutation verbunden ist, welche die Synthese des strukturierten Eiweiß im Nierengewebe und in anderen Organen kontrolliert.

PYLORUSSTENOSE– 5154321 – siehe *Chirurgische Erkrankungen bei Kindern.*

PYLOROSPASMUS – 5141482 – charakterisiert durch das Auftreten von Erbrechen von Geburt an, welches einen unsystematischen Charakter hat.

FEINNODULÄRE PNEUMONIE – 4814489 – siehe Kapitel *Erkrankungen der Atmungsorgane.*

PNEUMONIE BEI NEUGEBORENEN – 5151421- Entzündungsprozess im Lungengewebe.

CHRONISCHE PNEUMONIE – 51421543 – chronischer entzündlicher Prozess, formiert sich bei Kindern auf der Basis des angeborenen Fehlens des bronchopulmonalen Systems und erblich bedingter Erkrankungen.

CHRONISCHE UNSPEZIFISCHE POLYARTHRITIS (INFEKTARTHRITIS) – 8914201 – siehe *Rheumatoidarthritis* im Kapitel *Rheumatische Erkrankungen.*

ANGEBORENER HERZFEHLER –14891548 – die Ätiologie ist unbekannt – wie auch für die ganze Gruppe der angeborenen Missbildungen; es wird angenommen, dass in der 3. bis 8. Woche der intrauterinen Entwicklung mit ausreichender Kraft einwirkende Faktoren (endo–und exogen)

© Г. П. Грабовой, 1999

auftreten, die Störungen in der Organogenese des Herzens hervorrufen. Hierbei kommt den Viren eine große Bedeutung zu, besonders den Erregern von Parotitis und Röteln. In einer Reihe von Fällen wurde eine angeborene Neigung zu diesen Störungen festgestellt.

RACHITIS (VITAMIN-D-MANGEL) – 5481232 – Defizite an Vitamin D im Organismus exogener oder endogener Genese, Pathogenese - siehe *Vitaminmangel* im Kapitel *Krankheiten des Verdauungssystems*.

ERBRECHEN – 1454215 – tritt bei Kindern besonders häufig auf und tritt entsprechend mehr auf, je kleiner das Kind ist. Bei Säuglingen entsteht Erbrechen infolge einer Überfütterung (gewöhnliches Erbrechen, Aufstoßen). Besonders häufig begleitet das Erbrechen fieberhafte Erkrankungen bei Kindern sowie bei Säuglingen, aber auch (seltener) bei älteren Kindern. In fieberhaften Perioden muss das Erbrechen nicht direkt durch die Krankheit bedingt sein, sondern kann auch durch eine unzweckmäßige Diät oder die Einnahme von Medikamenten (ausnahmsweise, antipyretische Mittel, Sulfonamiden u. a.) bedingt sein.

RHEUMATISMUS – 5481543 – siehe *Rheumatismus* im Kapitel *Rheumatische Erkrankungen*.

SEPSIS BEI NEUGEBORENEN – 4514821 – schwere Erkrankung, verursacht durch das ununterbrochene oder periodische Eintreten von Mikroorganismen in das Blut über einen Entzündungsherd, charakterisiert durch inadäquate schwere allgemeine Störungen im Verhältnis zu lokalen Veränderungen und öfter mit Bildung neuer Entzündungsherde in verschiedenen Organen und Geweben.

© Г. П. Грабовой, 1999

SPASMOPHILIE – 5148999 – Erkrankung bei Säuglingen und kleinen Kindern, charakterisiert durch die Neigung zu tonischen und klonisch-tonischen Krämpfen infolge einer Hypocalcämie.

STAPHYLOKOKKENINFEKTION – 5189542– weitverbreiteter akuter und chronischer Infektionsprozess, welcher durch Staphylokokken hervorgerufen wird.

STENOSIERENDE LARYNGITIS (Krupp-Syndrom) – 1489542 – akuter entzündlicher Prozess im Kehlkopf, nicht selten werden auch die Trachea und die Bronchien befallen.

SUBFEBRILITÄT BEI KINDERN – 5128514 – polyethologisches Syndrom, verursacht durch chronische Entzündungsquellen (chronische Tonsillitis, Adenoiditis u. a.), so auch durch nebenher chronisch verlaufende Erkrankungen (tuberkulöse Intoxikation, Lymphogranulomatose u. a.).

KRÄMPFE – 51245424 – unwillkürliches Zusammenziehen der Muskeln, plötzlich, von unterschiedlicher Intensität, Dauer und Ausdehnung.

ALLERGISCHE SUBSEPSIS WISSLER – FANCONI – 5421238 – eine besondere Form der Rheumatoidarthritis.

TOXISCHES SYNDROM (TOXIKOSE MIT EXSIKKOSE)-5148256 – schwere allgemeine unspezifische Reaktion des Organismus des Kindes im Frühalter auf eingedrungene mikrobielle Toxine, Viren und qualitativ schlechte Nahrungsmittel.

TRAUMA INTRAZEREBRALE BEI DER GEBURT
– 518999981 – Schädigung des Gehirns des Kindes bei der Geburt, zugrunde liegen Einrisse der Gefäße mit intrakraniellen Einblutungen.

TUBERKULOSE – 5148214 – allgemeine infektiöse Erkrankung, hervorgerufen durch säurefeste Mykobakterien, welche die Lungen, Darm, Knochen, Gelenke, Haut und Augen schädigen.

TUBERKULOTISCHE FRÜH - INTOXIKATION
– 1284345 – unspezifisches Syndrom, auftretend bei allen Tuberkulosearten, auch selbständige Form dieser Krankheit bei Kindern.

PHENYLKETONURIE – 5148321 – schwere erworbene Erkrankung, welche hauptsächlich durch eine Schädigung des Nervensystems charakterisiert ist.

PHOSPHAT-DIABETES – 5148432 – x-chromosomal-dominante Störung der Phosphatresorption in den Nieren mit schweren Störungen des Phosphor-Kalzium-Stoffwechsels, welche mit dem Nichterreichen der gewöhnlichen Menge von Vitamin D einhergeht („Vitamin-D-resistente Rachitis" –kein genaueindeutige Diagnose).

DE-TONI–DEBRÉ–FANCONI–SYNDROM
– 4514848 – charakterisiert durch eine Osteopathie vom rachitisähnlichen Typ, erscheint aber im Unterschied zum Phosphat -Diabetes durch mehrere schwere

allgemeine Symptome wie Hypotrophie, hohe Infektionsanfälligkeit.

ZÖLIAKIE – 4154548 – charakterisiert durch Störung der Darm-Digestion, Subatrophie oder Atrophie der Schleimhaut des Darmes.

EXSUDATIVE ENTEROPATHIE – 4548123 – Gruppe von heterogenen Erkrankungen und pathologischen Zuständen, charakterisiert durch den erhöhten Verlust von Plasma-Eiweiß im Magen-Darm-Trakt aufgrund von Digestion, Hypoproteinämie, Ödemen, Verzögerung der physischen Entwicklung.

Chirurgische Erkrankungen in Kindesalter - 5182314

In diesem Abschnitt wird ein Minimum an Informationen über die wichtigsten und schweren chirurgischen Erkrankungen im Kindesalter angegeben.

ANGIOM – 4812599 – gutartiger Gefäßtumor, angeborene Gefäßfehlbildung.

APPENDIZITIS – 9999911 – im Unterschied zu Erwachsenen nehmen bei Kindern meist die Symptome schneller zu, und sie neigen zu Peritonitisentwicklung.

GALLENGANGSATRESIE – 9191918 – angeborener Verschluss der intra- oder extrahepatischen Gallengänge oder beider.

DÜNNDARMATRESIE – 9188888 – vollständiger Verschluss des Dünndarms, angeboren.

© Г. П. Грабовой, 1999

Kapitel 16. KINDERKRANKHEITEN - 18543218

ATRESIE UND STENOSE DES ZWÖLFFINGERDARMS – 5557777 – vollständiger oder unvollständiger mechanischer Verschluss des Zwölffingerdarms.

ATRESIE DES ANUS UND DES MASTDARMES – 6555557 – angeborenes Fehlen der Analöffnung und des Rektums (Mastdarmes).

SPEISERÖHRENATRESIE – 8194321 – angeborener Verschluss der Speiseröhre.

EMBRYONALE NABELHERNIE (NABELSCHNURBRUCH) – 5143248 – durch eine Verschlussstörung der Bauchwand verursachter Bruch, der Darmteile in einer Hülle von Amnionepithel der Nabelbasis enthält.

HERNIA DIAPHRAGMATIKA (Zwerchfellhernie) – 5189412 – Defekt des Diaphragmas, das die Bewegung der Bauchorgane aus dem Bauchraum in den Thoraxraum begleitet.

MECKEL - DIVERTIKEL – 4815475 – blinde Prominenz der Dünndarmwand, stellt sich als Rest des embryonalen Dotterganges dar, der von der Darmseite nicht verschlossen ist.

INVAGINATION – 5148231 – Darmverschluss, hervorgerufen durch Einstülpung eines Darmteiles in einen anderen, meistens bei Kindern als Darmverschluss auftretend.

KEPHALHÄMATOM – 48543214 – untersubkostales Hämatom im Scheitelknochen bei neugeborenen Kindern in den ersten Lebensmonaten infolge eines Geburtstraumas.

© Г. П. Грабовой, 1999

GASTROINTESTINALE BLUTUNGEN – 5121432 – als Blutungsquelle kommen die Schleimhaut (Diapedese - Blutungen), Erosionen, Ulzera u. a. in Betracht.

GAUMENSPALTE – 5151515 – angeborene Spaltbildung im Gaumens.

CHEMISCHE VERÄTZUNG DER SPEISERÖHRE – 5148599 – Schädigung der Speiseröhre durch Säure oder Lauge.

EPIPHYSEN-OSTEOMYELITIS – 12345895 – Osteomyelitis mit Lokalisierung von eitrigen Herden in der Epiphyse.

PYLORUSSTENOSE – 5154321 – Verschluss der Magenpforte, beobachtet bei Kindern in den ersten Lebensmonaten.

TERATOM IM STEISSBEIN-KREUZ-BEREICH – 481543238 – ein Tumor mit kompliziertem Bau.

PHLEGMONE BEI NEUGEBORENEN – 51485433 – eigenartige eitrige Entzündung der Unterhaut mit sehr schneller Ausweitung, Zerschmelzen von Zellgewebe, Ablösung und Nekrosen der Haut.

© Г. П. Грабовой, 1999

KAPITEL 17

GEBURTSHILFE, FRAUENKRANKHEITEN-1489145

ANOMALIEN DER GEBURTSTÄTIGKEIT – 14891543 – zu ihren Haupttypen gehören die Wehenschwäche, übermäßig starke Geburtstätigkeit und die diskoordinierte Geburtstätigkeit.

ASPHYXIE DES FETUS UND NEUGEBORENEN – 4812348 – verursacht durch Verringerung oder Unterbindung des Eintretens von Sauerstoff in den Organismus mit Kumulierung von unoxydierten Produkten des Stoffwechsels im Blut.

UTERINE SCHWANGERSCHAFT – 1899911 – normale Schwangerschaft, dauert 280 Tage, das heißt 40 Kalenderwochen oder 10 geburtshilfliche Wochen, errechnet vom ersten Tag der letzten Menstruation an.

EXTRAUTERINE SCHWANGERSCHAFT (für die Widerherstellung der Gesundheit bei extrauteriner Schwangerschaft mit Fetuserhaltung) – 4812311 – Einlagerung und Entwicklung der Leibesfrucht außerhalb des Uterus – meistens in den Eileitern (in 99 % der Fälle).

SCHWANGERSCHAFT UND GEBURT, BESTIMMUNG DER FRIST (für normalen Verlauf der Schwangerschaft bei normalen Frist) – 1888711 -

© Г. П. Грабовой, 1999

Für die Feststellung der Schwangerschaftswoche und den Entbindungszeitpunkt werden Angaben des Datums der letzten Menstruation benutzt, sowie das Datum der ersten Bewegung des Fetus und die Angaben der objektiven Untersuchungsbefunde der Schwangeren.

MEHRFETENSCHWANGERSCHAFT (gleichzeitige Entwicklung von zwei und mehr Feten) – 123457854.

ÜBERTRAGENE SCHWANGERSCHAFT – 5142148 – Dauer der Schwangerschaft mehr als 41 bis 42 Wochen.

ERKRANKUNGEN DER MILCHDRÜSEN (HYPOGALAKTIE) – 48123147 – nicht ausreichende Milchbildung.

BLUTUNGEN IN DER FRAUENHEILKUNDE (IN DER GEBURTSHILFE) – 4814821 – Blutungen nach der Entbindungsperiode und Blutungen in der Frühentbindungsperiode.

ÜBERMÄSSIGES FRUCHTWASSER – 5123481 - übermäßige Sammlung von Amnio-Flüssigkeit (mehr als 2 Liter) in der Fruchtblase. Die Ursachen sind nicht ausreichend geklärt.

ANÄSTHESIE BEI DER GEBURT – 5421555 – physio-psychoprophylaktische Vorbereitung der Schwangeren auf die Entbindung, System von Maßnahmen, eingestellt auf die Beseitigung von negativen Emotionen, Erreichen positiv-reflektorischer Verbindungen, Aufhebung von Angst der Schwangeren vor der Entbindung und den Entbindungsschmerzen, das Heranziehen zur aktiven Teilnahme am Akt der Entbindung.

© Г. П. Грабовой, 1999

DESINFIZIERUNG DER NABELSCHNUR BEI NEUGEBORENEN – 0123455 – die Nabelwunde stellt sich öfter als Eingangstor für Infektion dar. Die Entwicklung einer Infektion kann mit einer Sepsis enden. Bei der Behandlung des Nabels bei Neugeborenen müssen die Regeln der Aseptik und Antiseptik besonders streng eingehalten werden.

NORMALE POSTNATALE PERIODE (dauert 6 bis 8 Wochen) –12891451.

PATHOLOGISCHE POSTNATALE PERIODE – 41854218 – Verzögerung von postnatalen Ausscheidungen (Lochiometra), entsteht beim Einknicken des Uterus nach hinten (bei langandauernder Bettruhe) oder dem verzögerten Zusammenziehen des Uterus.

VORLIEGEN UND AUSFALL DER NABELSCHNUR – 1485432 – entsteht beim Fehlen der Berührungsgürtel (Querliegen des Fetus, Beckenvorlage, anatomisch enges Becken).

VORLIEGEN DER PLAZENTA – 1481855 – die Lage der Plazenta vor dem vorliegenden Teil des Fetus.

VORZEITIGE ABLÖSUNG DER NORMAL LIEGENDEN PLAZENTA – 1111155 - Ursachen: Gefäßerkrankungen der Mutter (schwere Formen der Spättoxikose, hypertensive Krankheit, Nephritiden usw.), entzündliche und dystrophische Veränderungen des Uterus, degenerative Veränderungen der Plazenta (Übertragung der Schwangerschaft, Hypovitaminose), Überdehnung des Uterus (übermäßige Fruchtwassersammlung, Mehrlingsschwangerschaft, großer Fetus).

© Г. П. Грабовой, 1999

FRÜHGEBURT – 1284321 - eine vorzeitige Geburt tritt zwischen der 28. und 39. Woche der Schwangerschaft auf.

BLASEN -(VESIKEL) -VERWEHUNG – 4121543 – eigenartige Änderung des Chorions, der sich durch eine deutliche Vergrößerung der Zotenhaut darstellt, auf dessen Länge sich blasenähnliche Verbreiterungen bilden.

RISS DER GESCHLECHTORGANE – 148543291 – Ausriss der äußeren Geschlechtsorganen im Bereich der Schamlippen, der Schleimhaut im Bereich der äußeren Ureteröffnung und Klitoris; dies ist öfter mit schweren Blutungen verbunden.

TOXIKOSE BEI SCHWANGEREN – 1848542 – Toxikose (Erbrechen, Speichelfluss, Dermatose, Asthma bronchiale, Gelbsucht der Schwangeren, Ödeme usw.), entsteht während der Schwangerschaft und verschwindet in der Regel nach der Entbindung.

ENGES BECKEN – 2148543 – Unterscheidung in anatomisch enges Becken und klinisch (funktionell) enges Becken.

ANATOMISCH ENGES BECKEN – 4812312 – wenn wenigstens ein Parameter auf 2 cm verkleinert ist.

KLINISCH ENGES BECKEN – 4858543 – kann bei anatomisch engem Becken auftreten und auch bei normaler Beckengröße, aber bei großem Fetus, bei Kopflage des Fetus (hinterer Asynklitismus, Vorliegen der Stirn usw.).

© Г. П. Грабовой, 1999

EMBOLIE DURCH FRUCHTWASSER – 5123412 – entwickelt sich infolge des Eindringens amniotischer Flüssigkeit in den Blutstrom der Mutter.

Frauenkrankheiten – 1854312

ADNEXITIS – 5143548 – siehe *Oophoritis, Salpingitis*.

ADRENOGENITALES SYNDROM –148542121 – charakterisiert durch eine Hyperfunktion der Nebennierenrinde mit einem erhöhten Gehalt von Androgenen im Organismus, was Erscheinungen der Virilisierung hervorruft.

ALGODYSMENORRHOE – 4815812 – schmerzhafte Menstruation.

AMENORRHOE – 514354832 - Fehlen der Menstruation über sechs und mehr Monate.

ANOVULATORER ZYKLUS – 4813542 – menstrualer Zyklus ohne Ovulation und Entwicklung der Gelbkörper bei Bestehenbleiben der regulären Blutungen.

APOPLEXIE DES EIERSTOCKS – 1238543 – Einblutungen in den Eierstock, einhergehend mit Riss des Eierstockes und Einblutung in die Bauchhöhle.

BARTOLINITIS – 58143215 – Entzündung der großen Drüse am Eingang der Vagina.

FLUOR ALBUS – 5128999 – eine häufig auftretende gynäkologische Erkrankungen, verbunden mit quantitativen oder qualitativen Änderungen des Sekrets der Geschlechtsorgane.

UNFRUCHTBARKEIT – 9918755 – Fehlen der Schwangerschaft bei Frauen über zwei Jahre und mehr, welche ein normales sexuelles Leben ohne Kontrazeption führen.

VAGINITIS (KOLPITIS) – 5148533 – Entzündung der Schleimhaut der Vagina.

VULVITIS – 5185432 – Entzündung der äußeren Geschlechtsorgane; öfter kombiniert mit Vaginitis (siehe *Vulvovaginitis).*

VULVOVAGINITIS – 5814513 – Entzündung der Vagina und der äußeren Geschlechtsorgane.

GONORRHOE BEI FRAUEN – 5148314 – venerische Erkrankung, hervorgerufen durch Gonokokken.

JUCKREIZ IN DER VULVA – 5414845 – gehört zu den Vorkrebserkrankungen der äußeren Geschlechtsorgane.

ADNEXZYSTEN (EIERSTOCKZYSTEN) – 5148538 – Retentionsbildung, Entstehung infolge der Sammlung von Sekret in den vorexistierenden Hüllen des Eierstocks.

EIERSTOCK-ZYSTOM (Kistadenom) – 58432143 – proliferierender gutartiger Epithel-Tumor.

KLIMAKTERIUM, KLIMAKTERISCHE NEUROSE – 4851548 – Wechseljahre, verursacht durch die Übergangsphase von der vollen Geschlechtsreife des Frauenorganismus zum Senium.

© Г. П. Грабовой, 1999

KOLPITIS – 5148533 – siehe *Vaginitis*.

KRAUROSIS DER VULVA – 58143218 – Vorkrebserkrankung der äußeren Geschlechtsorgane, erscheint durch dystrophische, atrophische und sklerotische Veränderungen der Haut.

DYSFUNKTIONALE UTERUSBLUTUNGEN – 4853541– entstehen als Resultat der Produktionsstörung der Geschlechtshormone des Eierstocks.

LEUKOPLAKIE DER VULVA, DES UTERUSHALSES – 5185321 – gehört zu den Vorkrebserkrankungen mit charakteristischen Erscheinungen der Hyper–und Parakeratose, mit weiterer Entwicklung eines sklerotischen Prozesses, Entsteht im Bereich der äußeren Geschlechtsorgane und im vaginalen Teil des Hals Uterushalses mit weißlichen Flecken, welche sich nicht mit Wattetampons abnehmen lassen.

UTERUSMYOM – 51843216 – gutartiger Tumor, ausgehend vom glatten muskulären Gewebe.

OOPHORITIS – 5143548 – Entzündung des Eierstocks, kombiniert häufig mit einer Entzündung der Eileiterschleimhaut (siehe *Salpingitis*).

GEBÄRMUTTERSENKUNG UND AUSFALL DES UTERUS UND DER VAGINA – 514832183 – meistens Entstehung im fortgeschrittenen Alter infolge eines durchgemachten Traumas in der Entbindungszeit, bei schwerer körperlicher Arbeit (schwere Arbeit kurz nach der Entbindung) oder bei Involutionsprozessen in den Geschlechtsorganen; typisch für ältere Frauen.

© Г. П. Грабовой, 1999

PARAMETRITIS – 5143215 – eine Entzündung der Nebenzellgewebe.

POLYPEN DES UTERUSHALSES UND - KÖRPERS – 518999973 – pathologische Proliferation des Drüsenepithels des Endometriums und Endozervix als Form eines chronisch verlaufenden, entzündlichen Prozesses.

VORMENSTRUALES SYNDROM – 9917891 – eine Funktionsstörung des Nervensystems, Herz-Kreislauf-Systems und Endokrinsystems in der zweiten Hälfte des menstrualen Zyklus.

KREBS DER WEIBLICHEN GESCHLECHTSORGANE – 5148945 – Krebs der Vulva – bösartiger Epithel-Tumor (seltener entwickelt sich dieser aus zylindro-zellulärem Epithel).

SALPINGITIS – 5148914 – eine Entzündung der Eierleiterschleimhaut.

SYNDROM DER SKLEROZYSTISCHEN EIERSTÖCKE (Stein-Leventhal-Syndrom) – 518543248 – entsteht häufig bei Störungen der Funktion des hypothalamus–hypophysären Systems, bei Dysfunktion der Nebennierenrinde oder bei primären Schädigungen der Eierstöcke.

TUBERKULOSE DER GESCHLECHTSORGANE – 8431485 – stellt sich als sekundäre Erkrankung dar; entsteht bei der Übertragung einer Infektion aus primären Herden (Lunge) durch das Gefäßsystem oder über das Lymphsystem aus den mesenterialen Lymphknoten und dem Peritoneum.

© Г. П. Грабовой, 1999

CHORIONEPITHELIOM – 4854123 – ein bösartiger Tumor, entwickelt sich aus den Elementen des Chorions.

ENDOMETRIOSE – 5481489 – Heterotopie des Endometriums in Organen und Gewebe, wo dies normalerweise nicht vorhanden ist.

ENDOMETRITIS – 8142522 – Entzündung der Uterusschleimhaut.

ENDOZERVIZITIS – 4857148 – Entzündung der Schleimhaut des Halskanals des Uterus.

EROSION DES GEBÄRMUTTERHALSES – 54321459 – die Entstehung begünstigt die Ausstülpung der Schleimhaut, einen Riss des Gebärmutterhalses bei Geburt und bei der Abruptio.

© Г. П. Грабовой, 1999

KAPITEL 18

NEUROLOGISCHE KRANKHEITEN – 148543293

HIRNABSZESS – 1894811 – herdähnliche Eiteransammlung im Hirngewebe.

ANEURYSMA DER HIRNGEFÄSSE – 1485999 – lokale Erweiterung der arteriellen Äste, häufig im Bereich des arteriellen Kreises im Großhirn (Willis–Anastomosekranz) auftretend.

ARACHNOIDITIS – 4567549 – seröse Entzündung der Arachnoidea des Gehirns oder des Rückenmarks.

ASTHENISCHES SYNDROM –1891013– erhöhte Ermüdbarkeit, Erschöpfung, Abschwächung oder Verlust der Fähigkeit zu großen physischen oder psychischen Anstrengungen.

ATHETOSE – 1454891 – langsame „wurmähnliche" tonische unwillkürliche Bewegungen.

AMYOTROPHISCHE LATERALSKLEROSE (KRANKHEIT DER MOTORISCHEN NEURONEN) – 5148910 –unablässige progressive spastisch-atrophische Parese der Extremitäten und bulbäre Störungen, verursacht durch selektive Schädigungen der Neuronen des kortikomuskulären Weges.

© Г. П. Грабовой, 1999

Kapitel 18. NEUROLOGISCHE KRANKHEITEN – 148543293

HYDROCEPHALUS – 81432143 – Erweiterung der Liquorräume im Gehirn im Schädelraum.

HEPATOZEREBRALE DYSTROPHIE (hepato-lentikuläre Degeneration) – 48143212 – eine autosomal-rezessive Erkrankung, entsteht gewöhnlich im Alter zwischen 10 und 35 Jahren und ist charakterisiert sich durch progressive Schädigungen der subkortikalen Ganglien und der Leber.

KOPFSCHMERZEN (CEPHALGIE) – 4818543 – ein häufiges Symptom verschiedener Erkrankungen.

KOPFSCHWINDEL – 514854217 – Empfinden von Drehung eines Patienten in ihm selbst oder von ihn umgebenen Gegenständen und das Gefühl von Stürzen oder eines instabilen Fußbodens der „unter den Beinen weggeht".

ZEREBRALE KINDERLÄHMUNG – 4818521 – eine Gruppe von Erkrankungen, die bei Neugeborenen auftritt und sich durch unprogressive Bewegungsstörungen bemerkbar macht.

DIENZEPHALES (HYPOTHALAMISCHES) SYNDROM – 514854215 – komplexe Störungen, entstehen durch Schädigungen des hypothalamischen Gebietes des Zwischenhirns.

CEREBROVASKULÄRER INSULT – 4818542 – akute Störung der zerebralen Durchblutung.

SPINALPARALYSE – 8888881 – akute Durchblutungsstörung im Rückenmark.

© Г. П. Грабовой, 1999

KOMA – 1111012 – Zustand der Bewusstlosigkeit, verursacht durch Funktionsstörungen des Stammhirns.

MENINGITIS –51485431 – Entzündungen der Hirnhaut.

MYASTHENIE – 9987542 – chronische Erkrankung, als Haupterscheinung wird die pathologische Ermüdbarkeit der quergestreiften Muskulatur angegeben.

MYELITIS – 4891543 – Entzündung des Rückenmarks, welche gewöhnlich das weiße und graue Hirngewebe schädigt; bei Quermyelitis begrenzte Schädigung von einigen Segmenten.

MYELOPATHIE – 51843219 – Sammelbegriff für die Bezeichnung verschiedener chronischer Schädigungen des Rückenmarks infolge von pathologischen Prozessen.

MIGRÄNOIDE NEURALGIE („Bündelformiger" Kopfschmerz) – 4851485 – Paroxysmen mit starken Schmerzen im temporo-orbitalen Gebiet, verläuft als Serie von Schmerzattacken, welche sich mehrmals am Tag wiederholen.

MIGRÄNE (Hemikranie) – 4831421 – paroxysmale Schmerzen einer Kopfseite, häufig begleitet von Übelkeit und Erbrechen.

ANGEBORENE TOMSEN-MYOTONIE – 4848514 – autosomal-dominante Erkrankung, charakterisiert durch

© Г. П. Грабовой, 1999

Kapitel 18. NEUROLOGISCHE KRANKHEITEN – 148543293

langdauernde tonische Muskelkrämpfe, hinter welchen anfänglich willkürliche Bewegungen stehen.

DYSTROPHE MYOTONIE KUSCHMANN-BATTEN-STEINER – 481543244 – charakterisiert durch eine Kombination aus Myotonie, muskulärer Atrophie und endokrinologischen Störungen. Die muskuläre Atrophie greift überwiegend das Gesicht und den Hals an. Katarakt, Alopezie, testikulare Atrophie, Inhaltsreduktion im Blut von einigen Gamma-Globulinen begleitet, Myotonie und Dystrophie nicht selten.

MONONEUROPATHIE – (Neuriten und Neuralgien) – 4541421 – isolierte Schädigungen von einzelnen Nervenästen.

NARKOLEPSIE – 48543216 – Paroxysmen unüberwindbarer Schläfrigkeit (Somnolenz) mit kurzen Perioden von gewöhnlichen, schlafunabhängigen Situationen.

NEUROPATHIE DER GESICHTSNERVEN – 518999955 – Otitis, Fraktur des Schläfenbeins, Tumor im Bereich des Kleinhirnbrücke–Winkels.

TRIGEMINUSNEURALGIE – 5148485 – Syndrom von anfallsartigen, häufig exazerbierenden Schmerzen im Bereich des Trigeminus-Astes.

NEURORHEUMATISMUS – 8185432 – rheumatische Schädigung von Elementen des Nervensystems.

© Г. П. Грабовой, 1999

NEUROSYPHILIS – 5482148 – syphilitische Schädigung des Nervensystems.

OHNMACHT (Synkope) – 4854548 – plötzlicher Bewusstseinsverlust, verursacht durch eine vorübergehende Hirnischämie, meistens leichte Form einer akuten vaskulären Insuffizienz.

GÜRTELROSE – 51454322 – Viruserkrankung des Spinalganglions, erscheint durch Schmerzen und Hautausschlag in dem betroffenen Bereich.

GEHIRNTUMOR – 5451214 – neoplastische Prozesse, welche das Schädelvolumen verkleinern und zur Erhöhung des intrakraniellen Drucks führen.

RÜCKENMARKTUMORE – 51843210 – betreffen insgesamt 20 % von allen Tumoren des ZNS, außer extramedullären und intramedullären Tumorformen.

TUMOR AM PERIPHEREN NERVENSYSTEM – 514832182 – sind häufig Neurinome, entstehen gewöhnlich im Rahmen einer Recklinghausen-Neurofibromatose.

OPHTHALMOPLEGIE – 4848532 – Lähmung einiger äußerer Augenmuskeln, manchmal in Kombination mit Lähmungen des Pupillensphinkters.

PARKINSONISMUS (zitternde Lähmung) –5481421 – chronische Erkrankung, verursacht durch Metabolismusstörungen der Katecholamine in den subkortikalen

© Г. П. Грабовой, 1999

Ganglien, äußern sich durch Bewegungsarmut, Tremor und Muskelrigidität.

PERIODISCHE FAMILIÄRE EXTREMITÄTENLÄHMUNG (paroxysmale familiäre Myoplegie) –5123488 – erblich bedingte Erkrankung, charakterisiert durch plötzlich eintretende vorübergehende Anfälle von schlaffen Lähmungen der Extremitäten.

PERONEALE AMYOTROPHIE SCHARKO – MARI (neurale Amyotrophie Scharko–Mari) – 4814512 – vererbbare Erkrankung, äußert sich durch eine langsam fortschreitende Atrophie und Schwäche der distalen Beinabschnitte.

POLYNEUROPATHIE (Polyneuriten)
– 4838514 – gleichzeitige Schädigung vieler peripherer Nerven, erscheint durch symmetrische schlaffe Lähmungen und Sensibilitätsstörungen überwiegend in den distalen Abschnitten der Extremitäten, in einigen Fällen auch mit Schädigungen der kranialen Nerven.

DIMYELINISIERENDE POLYRADIKULONEUROPATHIE – 4548128 – selektive Demyelinisation der Rückenmarkwürzelchen, wahrscheinlich autoimmuner Natur.

AKUTE EPIDEMISCHE POLIOMYELITIS (Poliomyelitis anterior akuta, Geine-Medina-Krankheit, Rückenmarkkinderlähmung) – 2223214 –
akute Viruserkrankung, verursacht durch die Zerstörung der motorischen Vorderhornzellen im Rückenmark und des Bewegungsnervenkerns des Hirns, führt zur Entwicklung

© Г. П. Грабовой, 1999

von schlaffen Lähmungen mit Areflexie und Atrophie der Muskeln.

POSTPUNKTIONES SYNDROM – 818543231 – Kopfschmerzen und Erscheinungen wie bei Meningismus, entsteht nach Rückenmarkpunktionen.

PROGRESSIVE MUSKELDYSTROPHIE
– 85432183 – essentielle fortschreitende Degeneration des Muskelgewebes, entsteht durch Schädigung des Nervensystems und führt zu schweren Atrophien und Schwäche von bestimmten Muskelgruppen.

SCHLAFSTÖRUNGEN – 514248538 – Schlafstörungen, welche von Hypersomie begleitet sind –siehe *Narkolepsie,* in Abhängigkeit davon werden diese in zwei Gruppen eingeteilt.

DISKOGENE RADIKULOPATHIEN (BANALE RADIKULITIS) – 5481321 – schmerzhafte, motorische und vegetative Störungen, verursacht durch Schädigungen der Spinalnervenwurzeln infolge einer Osteochondrose der Wirbelsäule.

MULTIPLE SKLEROSE – 51843218 – remittierende Erkrankung des Nervensystems, verursacht durch entstehende Demyelinisierungsherde in Hirn und Rückenmark, welche mit der Zeit entweder verschwinden oder sich in gliose Narben umwandeln.

SYRINGOMYELIE – 1777771 – chronische Erkrankung, charakterisiert durch Entstehung von Höhlen im Rückenmark

© Г. П. Грабовой, 1999

und in der Medulla oblongata, welche zur Entwicklung von verbreiteten Ausfallzonen der Schmerz- und Temperatursensibilität führen.

SPINALE AMYOTROPHIE (Spinale Muskelatrophie) – 5483312 – eine Gruppe von vererbten chronischen Erkrankungen, charakterisiert durch progrediente atrophische Paresen, bedingt durch Schädigungen des Vorderhorns des Rückenmarks.

TREMOR – 3148567 – eine Reihe von unwillkürlichen, relativ rhythmischen Bewegungen von Körperteilen, welche infolge des abwechselnden Zusammenziehens von Muskel-Agonisten und Muskeln-Antagonisten entstehen.

PHAKOMATOSEN – 5142314 – eine Gruppe genetisch determinierten Erkrankungen, bei welchen sich eine Schädigung des Nervensystems mit Haut- oder chorioretinaler Angiomatose kombiniert.

FUNIKULÄRE MYELOSE (kombinierte Sklerose) – 518543251 – subakute kombinierte Degeneration des Rückenmarks mit Schädigung der hinteren und lateralen Spinalnervenwurzeln.

CHOREA – 4831485 – Hyperkinese, charakterisiert durch unwillkürliche, nicht unterdrückbare Bewegungen der Extremitätenmuskeln (besonders der oberen), des Körper und des Gesichtes.

SCHÄDEL-HIRN-TRAUMA – 51843213 – mechanisches Trauma des Schädels, verursacht eine Kompression (vorübergehende oder permanente) des Hirngewebes.

© Г. П. Грабовой, 1999

EIDI-SYNDROM – 18543211 – besondere Form der Schädigung der Pupillen-Innervation im Sinne einer einseitigen Mydriase mit Verlust der Pupillenreaktion auf Licht und Pupillotonie.

VIRALE ENZEPHALITIS – 48188884 – eine Gruppe von Erkrankungen, charakterisieren durch eine Entzündung des Hirngewebes, hervorgerufen durch neurotrope Viren.

EPIDURITIS (Epiduralabszess) – 888888149 – Eitersammlung im epiduralen Zellgewebe des Gehirns.

© Г. П. Грабовой, 1999

KAPITEL 19

PSYCHISCHE KRANKHEITEN – 8345444

ALKOHOLISMUS – 148543292 – die Erkrankung entwickelt sich bei chronischer Ethanol-Intoxikation, verursacht durch eine pathologische Neigung zu Alkoholgetränken, ihrem unkontrollierten Missbrauch, einhergehend mit Abstinenzsyndrom (Entzugssyndrom), Störungen der psychischen Fähigkeit, somatischen und neurologischen Störungen, Senkung der Arbeitsfähigkeit und des sozialen Niveaus.

AMNESTYSCHES (KORSAKOV-) SYNDROM – 4185432 – psychopathologischer Symptomenkomplex, in welchem den führende Platz Gedächtnisstörungen für aktuelle Ereignisse belegen.

AFFEKTIVE SYNDROME – 548142182 – die polaren Störungen Depressionen und Manie. Unterscheidung: depressives Syndrom ist durch schlechte Laune und Sehnsucht charakterisiert, manchmal von physischem Druckgefühl im Thorax, intellektuellen und motorischen Hemmungen begleitet; manisches Syndrom ist charakterisiert durch eine krankhafte erhobene Stimmung kombiniert mit unbegründetem Optimismus.

© Г. П. Грабовой, 1999

WAHNSYNDROME – 8142351 – Wahn, das ist eine objektiv falsche, absolut unkorrigierte, durch krankhafte Ursachen bestimmte Meinung, welche ohne adäquate äußere Ursachen entsteht.

HALLUZINATIONS SYNDROM (HALLUZINOSE) – 4815428 – ein Zustand, der im Laufe längerer Zeit durch den Überfluss an Halluzinationen entsteht und ohne Erscheinungen des gestörten Bewusstseins verläuft.

PSYCHISCHER DEFEKT – 8885512 – defektive (negative) Zustände, bestimmt durch einen krankhaften Ausfallprozess von obengenannten psychischen Funktionen infolge Dissoziation (Zerfall der integrativen Tätigkeit) des ZNS.

INTOXIKATIONSPSYCHOSE – 1142351 – entsteht als Resultat von akuten oder chronischen Vergiftung durch industrielle oder Lebensmittelgifte, oder chemische Stoffe, welche im Haushalt benutz werden, sowie durch Drogen oder Medikamente.

HYSTERISCHE SYNDROME – 5154891 – entstehen meistens in extremen- oder in Konfliktsituationen.

KATATONISCHE SYNDROME – 51843214 – verlaufen mit überwiegenden Störungen der motorischen Sphäre, schließen katatonischen Stupor und Erregung mit ein, nicht selten einander abwechselnd.

MANIAKAL –DEPRESSIVE PSYCHOSE (MDP) (zirkuläre Psychose, Zyklophrenie) - 514218857 – Er-

© Г. П. Грабовой, 1999

krankung, welche durch das periodische Entstehen von manischen und depressiven Zuständen (Phasen) erscheint, unterbrochen gewöhnlich von Interremissionen.

ZWANGSVORSTELLUNGSZUSTÄNDE – 8142543 – charakterisiert durch unwillkürliches und unbezwingbares Entstehen von Gedanken, Vorstellungen, Verzweiflungen, Ängsten, Rückzug, Bewegungen.

NARKOMANIE (Toxikomanie) – - 5333353 – eine Erkrankung, welche sich durch den Missbrauch narkotischer Stoffe entwickelt und sich durch einen pathologischen Trieb zu diesen Stoffen zeigt mit wachsendem, unkontrolliertem Missbrauch, Abstinentsyndrom, sozialem Abstieg.

NEUROSE – 48154211 – eine der häufigsten Arten von psychogenen Reaktionen.

NEGATIVE (DEFEKTE) ZUSTÄNDE – 5418538 – entstehen durch ein breites Ausmaß an wenig rückwirkenden defizitären Änderungen, erscheinen durch eine entkräftete psychische Tätigkeit, erkenntnisvermögende Prozesse, verarmtes emotionales Leben.

OLIGOPHRENIE (Schwachsinn/ Demenz) – 1857422 – angeborener oder früh erworbener Schwachsinn, drückt sich durch eine Unterentwicklung der Intelligenz und der Psyche insgesamt aus.

BEWUSSTSEINSTRÜBUNG – 4518533 – psychopathologisches Syndrom mit Störungen des objektiven Bewusstseins und des Selbstbewusstseins.

PRÄSENILE (INVOLUTIVE, VORALTERSBEDINGTE) PSYCHOSE – 18543219 – eine Gruppe von psychischen Erkrankungen, welche sich im Alter der Rückentwicklung (54 bis 60 Jahre) manifestiert, verläuft entweder in der Depressionsform (Involutionsmelancholie) oder in der Wahnpsychoseform mit paranoider oder paraphrener Struktur (Involutions-Paranoid).

PROGRESSIVE LÄHMUNGEN – 512143223 – diffuse syphilitische Meningoenzephalitis, erscheint durch psychopathologische und neurologische Störungen und endet in tiefem Schwachsinn.

PSYCHOORGANISCHES SYNDROM – 51843212 – ein Zustand der psychischen Schwäche, verursacht durch eine organische Schädigung des Gehirns.

PSYCHOPATHIEN – 4182546 – stabile angeborene Besonderheiten der Persönlichkeitsmentalität, welche die vollständige Adaptation an die Umgebung hemmt.

REAKTIVE PSYCHOSEN – 0101255 – charakterisiert durch die Verbindung der Erkrankung mit einem psychischen Trauma, Verschwinden der Erscheinungen nach Liquidierung der hervorrufenden Ursache.

© Г. П. Грабовой, 1999

SYNDROM DER ÜBERSCHÄTZTEN IDEEN – 148454283 – pathologischer Zustand, charakterisiert durch widerstandfähige, affektiv-gefärbte Ideen, entstanden als Resultat aus realen Zuständen, welche alle anderen Vorstellungen überwiegen.

SENESTOPATISCH- HYPOCHONDRISCHES SYNDROM – 1488588 – Hypochondrie entsteht durch eine übermäßige Aufmerksamkeit auf die eigene Gesundheit, Besorgnis auch bei geringem Unwohlsein oder durch die Überzeugung, dass eine schwere Krankheit vorliegt.

SENILE PSYCHOSE – 481854383 – entstehen im vorgeschrittenen Alter, zu ihnen gehören der senile Schwachsinn und andere Psychosen des hohen Alters.

SYMPTOMATISCHE PSYCHOSE – 8148581 – schließen die psychischen Störungen ein, welche bei Erkrankungen der inneren Organe, bei infektiösen Krankheiten und Endokrinopathien entstehen.

TOXIKOMANIE UND NARKOMANIE – 1414551 – Erkrankungen, verursacht durch den Konsum von verschiedenen Stoffen, welche den Zustand der Trunkenheit hervorrufen.

TRAUMATISCHE ENZEPHALOPATHIE – 18543217 – schließt den Komplex morphologischer, neurologischer und psychischer Störungen ein, welche in späten und zurückliegenden Perioden eines Schädel-Hirn-Traumas entstehen.

© Г. П. Грабовой, 1999

SCHIZOPHRENIE – 1858541 – progredient verlaufender, krankhafter Prozess, charakterisiert durch eine stufenweise wachsende Veränderungen der Persönlichkeit.

EPILEPSIE – 1484855 – chronische neurologisch-psychische Erkrankung, charakterisiert durch das Auftreten wiederholter Anfälle und begleitet von vielfältigen klinischen und paraklinischen Symptomen.

© Г. П. Грабовой, 1999

KAPITEL 20

SEXUELLE STÖRUNGEN -1456891

VAGINISMUS – 5142388 – psychogen entstehende, krampfartige Verkürzung der Vagina-Muskeln und des Bekkenbodens beim Begattungsversuch (Koitus) oder bei einer gynäkologischen Untersuchung.

HYPERSEXUALITÄT – 5414855 – erhöhte sexuelle Erregbarkeit; in gemäßigtem Grad charakteristisch für eine Reihe von Altersperioden.

IMPOTENZ – 8851464 – Schwächung der Erektion, was den normalen Verlauf des Geschlechtsaktes stört, tritt bei verschiedenen sexuellen Störungen auf.

ONANIE (MASTURBATION) – 0021421 – surrogate Form der sexuellen Befriedigung durch künstliche Erregung der erogenen Zonen (öfter genital), welche durch einen Orgasmus vollendet wird.

SEXUELLE ENTSTELLUNGEN
(sexuelle Perversion) – 0001112 – krankhafte Störungen der Entstehung von sexuellen Neigungen oder Bedingungen zur Befriedigung.

SEXUELLE STÖRUNGEN – 1818191 – drücken sich in krankhaften Veränderungen der sexuellen Erregbarkeit aus

© Г. П. Грабовой, 1999

(von sexueller Lust bis zur Erektion, Ejakulation und Orgasmus) und beziehen sich auf die gegenwärtige sexuelle Adaptation.

EINGEBILDETE SEXUELLE STÖRUNGEN – 1484811 – sind charakterisiert durch Beschwerden der sexologischen Erscheinung ohne Abweichung von Lebensalter und konstitutionellen Normen.

NEUROHUMORALE SEXUELLE STÖRUNGEN – 1888991 – entstehen durch primäre Schädigungen der dienzephalen Abschnitte (subthalamisches neurohumorales Zentrum) oder einzelner Drüsen der inneren Sekretion (Hypophyse, Gonaden, Nebennieren u. a.).

PSYCHISCHE SEXUELLE STÖRUNGEN
– 2148222 – meistens mehrfach, verbunden mit neurodynamischen Störungen schon gebildeter oder entstehender bedingt-reflektorischer Stereotypen der Geschlechtssphäre.

STÖRUNGEN DES EREKTIONSBESTANDTEILES DES KOPULATIVEN ZYKLUS – 184854281 – tritt selten auf bei Erkrankungen des Rückenmarks, Rossschwanz, und anatomisch damit verbunden, extraspinalen Abteilungen und auch selbst kavernösen Körpern des Penis (zum Beispiel in Form der *Induratio penis plastica)* traumatischer, entzündlicher, tumorähnlicher oder toxischer Ursache.

STÖRUNGEN DER EJAKULATIONSBESTANDTEILE DES KOPULATIVEN ZYKLUS – 1482541 –

© Г. П. Грабовой, 1999

im Grunde bei häufig kongestiv- entzündlichen Veränderungen des Prostata-Anteils der Ureter oder beim Syndrom der paracentralen Teilchen.

FRIGIDITÄT (sexuelle Kälte) – 5148222 – vollständiges Fehlen oder Minderung des sexuellen Verlangens, spezifischer sexueller Empfindungen und des Orgasmus bei Frauen.

© Г. П. Грабовой, 1999

KAPITEL 21

HAUT- UND GESCHLECHTSKRANKHEITEN - 18584321

AKTINOMYKOSE DER HAUT – 148542156 – häufige Form der tiefen Pseudomykose.

ALOPEZIE (Kahlkopf, Glatze) – 5484121 – Fehlen der Haare (meistens auf dem Kopf, seltener an anderen behaarten Körperteilen).

ANGIITIDEN (VASKULITIDEN) DER HAUT – 1454231 – eine Gruppe von entzündlich-allergischen Dermatosen, als Haupterscheinungen stellt sich die Schädigung der dermohypodermalen Blutgefäße mit unterschiedlichen Kalibern dar.

ATOPISCHE DERMATITIS (diffuse Neurodermitis) – 5484215 – eine Hauterkrankung, charakterisiert durch Jucken, lichenoiden Pappeln, Lichenifikationen und einen chronisch-rezidivierenden Verlauf.

BALANOPOSTHITIS–5814231 – die Hautentzündung der Eichel und des inneren Vorhautblattes des Penis.

WARZEN – 5148521– Erkrankung, hervorgerufen durch filtrierende Viren und charakterisiert durch feine,

© Г. П. Грабовой, 1999

tumorähnliche, gutartige Gebilde mit nicht-entzündlichem Charakter.

VASKULITIDEN DER HAUT – 5142544 – eine Gruppe von entzündlich-allergischen Dermatosen, bei welchen sich anfänglich und im Verlauf eine pathomorphologische Symptomatik einstellt mit unspezifischer Schädigung der dermohypodermalen Blutgefäße unterschiedlichen Kalibers.

VITILIGO (Hautflechte) – 4812588 – eher seltene Hauterkrankung, charakterisiert durch erworbenen herdeähnlichen Verlust des Pigments (Achromie) mit einer überwiegend kosmetischen Komponente für den Erkrankten, die Pathologie ist unbekannt.

GONORRHOE – (männliche) – 2225488 – häufigste Geschlechtskrankheit, charakterisiert hauptsächlich durch eine eitrige Entzündung der Ureter. Gonorrhoe bei Frauen – siehe *Geburtshilfe, Frauenkrankheiten*.

PILZ MYKOSE – 4814588 – eine Variante des gutartigen T-zelligen Hautlymphoms.

DERMATITIS – 1853121 – eine entzündliche Erkrankung der Hautoberfläche, entsteht durch die Reaktion auf Einwirkung von hautreizenden Stoffen der Umwelt.

ICHTHYOSE – 9996789 – eine erworbene Erkrankung der Haut, verbunden mit einer generalisierten Störung der Verhornung.

CANDIDOSE (Candidamykose) – 9876591 – Mykose, hervorgerufen durch hefeähnlichen Pilze (Candida Spezies); greift die Haut und Schleimhäute an, erscheint durch verschiedene klinische Formen der Erkrankung.

HAUTJUCKREIZ – 1249812 – in dem meisten Fällen neuroallergischer Natur, Unterscheidung des Juckens als subjektives Symptom bei verschiedenen Krankheiten (Ekzem, Nesselfieber, Skabies u.a.) und als selbststständige Hauterkrankung (idiopathisches Hautjucken).

SPITZES KONDYLOM – 1489543 – warzenartige Papillome im Genitalbereich im Sinne von weichteilartigen Verwachsungen.

NESSELFIEBER – 1858432 – allergische Erkrankung, charakterisiert durch die Bildung von Wasserblasen auf Haut und Schleimhäuten.

LYELL-SYNDROM – 4891521 – toxisch- allergische Schädigung der Haut und der Schleimhäute, nicht selten begleitet von Veränderungen der inneren Organe und des Nervensystems.

LEPRA – 148543294 – chronische Infektionskrankheit.

LYMPHOGRANULOMATOSE INGUINALE (venerische Lymphopathie)–1482348 – (venerische) Geschlechtskrankheit.

© Г. П. Грабовой, 1999

Kapitel 21. HAUT- UND GESCHLECHTSKRANKHEITEN - 18584321

ROTE FLACHE FLECHTE (Trichophytie) – 4858415 – verbreitete Erkrankung unklarer Ätiologie mit Schädigung der Haut und der Schleimhäute und seltener der Nägel.

BUNTE FLECHTE (kleieartig) – 18543214 – wenig ansteckende Pilzerkrankung der Haut.

ROSA FLECHTE – 5148315 – ansteckende, vornehmlich virale Hauterkrankung mit Auftreten eines charakteristischen Erythems.

MASTOZYTOSE – 148542171 – chronische Erkrankung, greift die Haut und auch die inneren Organe und Knochen an.

MIKROSPORIE – 1858321 – Pilzerkrankung der Haut und der Haare, hervorgerufen durch Fadenpilze.

MOLLUSCUM CONTAGIOSUM – 514321532 – chronische Virusinfektion der Haut, überwiegend bei Kindern auftretend.

NEURODERMITIS – 1484857 – meistens schwere Erkrankung aus der Gruppe der juckenden Dermatosen, charakterisiert durch starkes Jucken und Kratzspuren mit nachfolgender Hautlichenifikation.

HAUTTUMOR – 1458914 – Gruppenbezeichnung von einigen Tumorarten, welche von verschiedenen Teilen der Epidermis ausgehen.

© Г. П. Грабовой, 1999

PYODERMIE – 51432149 – eine Gruppe von Hauterkrankungen, als Hauptsymptom stellt sich eine Vereiterung dar.

JUCKFLECHTE (Hautschabe, Krätze, Skabies) – 5189123 – eine Erkrankung aus der Gruppe der juckenden Dermatitiden, charakterisiert durch das Auftreten von geschwollenen Knötchen mit starkem Juckreiz.

PSORIASIS – 999899181 – verbreitete, chronische, nicht ansteckende Erkrankung mit Schädigung der Haut, der Nägel und der Gelenke.

BLASENSUCHT (Pyodermie, Pemphigus, akantolytisch) – 8145321 – bösartige Erkrankung unbekannter Ätiologie, charakterisiert durch das Entstehen von Blasen und Erosionen auf den Schleimhäuten und der Haut mit Neigung zu peripherem Wachstum und Toxikose.

ROSAZEA – 518914891 – häufige Komplikation der Seborrhöe im Mittel- und Greisenalter, erscheint durch einen feinen knotig-eitrigen Ausschlag (kleinlamellare Schuppung) im Gesicht, im Hintergrund verbreitetes Erythem mit Teleangiektasien.

RUBROMYCOSIS (Rubrophitie) – 4518481 – die am häufigsten diagnostizierte Pilzerkrankung der Füße.

SEBORRHOE – 1234512 – eine Erkrankung ungeklärter Ätiologie, charakterisiert durch eine verstärkte Ausscheidung qualitativ veränderten Hautfettes auf der Hautoberfläche, welches die bakteriostatische Beschaffenheit der Haut senkt und die Entwicklung sekundärer Infektionen fördert.

© Г. П. Грабовой, 1999

Kapitel 21. HAUT- UND GESCHLECHTSKRANKHEITEN - 18584321

SYPHILIS – 1484999 – infektiöse Erkrankung, charakterisiert durch einen chronisch-rezidivierenden Verlauf mit Schädigung aller Organe und Systeme; überwiegend Übertragung durch den Geschlechtsverkehr.

STEVEN-JOHNSON-SYNDROM – 9814753 – akute toxisch-allergische Erkrankung, die mit generalisierten Ausschlägen auf der Haut und den Schleimhäute einhergeht; bösartige Variante des exsudativen Erythems.

TOXIDERMIE (TOXIKODERMIE, ALLERGOTOXIDERMIE) – 514832184 – Schädigung der Haut, entsteht als Reaktion auf die orale Einnahme, das Einatmen oder das parenterale Einführen von toxisch-allergischen Stoffen (chemische Reagenzien, Medikamente, Nahrungsmittel).

TRICHOPHYTIE – 4851482 – Pilzerkrankung der Haut, Haare und Nägel, hervorgerufen durch Trichophyton, Unterscheidung in oberflächliche (antroponoose) und infiltrativ-vereiterte (zooantroponoose) Trichophytie.

HAUTTUBERKULOSE – 148543296 – eine Gruppe von Dermatosen, deren Entwicklung durch das Eindringen des Tuberkulose- Mykobakteriums in die Haut und das Hautzellgewebe hervorgerufen wird.

EINFACHE PICKELN (VULGÄRE,
JUGENDLICHE) – 514832185 – eine häufige Erkrankung der Haut, entsteht überwiegend in der pubertären

Periode und ist charakterisiert durch eitrig-entzündliche
Schädigungen der Fettdrüsen bei Seborrhoe.

FAVUS (KOPFGRIND, RÄUDE) – 4851481 – Dermatomykose, eine Pilzerkrankung der Haut, der Haare und der Nägel, charakterisiert durch einen andauernden Verlauf.

SKABIES (Krätze) – 8132548 – eine parasitäre Erkrankung des Menschen, charakteristisch sind ein nächtlicher Juckreiz, Kratzspuren und die Ausbildung von „Milbengängen" in der Haut.

WEICHER SCHANKER – 4815451 – (venerische) Geschlechtserkrankung, charakterisiert durch schmerzhafte weiche Geschwüre auf den Genitalien.

EKZEM – 548132151 – eine Erkrankung, charakterisiert durch Entzündungen der oberflächlichen Hautschichten mit neuroallergischem Charakter als Reaktion auf die Einwirkung von äußeren oder inneren Reizstoffen, Unterscheidung durch Polymorphismus des Ausschlags, Juckreiz und langandauernden rezidivierenden Verlauf.

EPIDERMOPHYTIE – 5148532 – eine Pilzerkrankung der Haut und der Nägel, Unterscheidung in inquinale Epidermophytie und Epidermophytie der Füße.

ERYTHEMA NODOSUM – 15184321 – eine weit verbreitete Erkrankung aus der Gruppe der tiefen allergischen Vaskulitiden der Haut, erscheint durch entzündliche Knoten auf den unteren Extremitäten.

ERYTHEMA EXSUDATIVUM MULTIFORME – 548142137 – zyklisch verlaufende Erkrankung, charakterisiert

© Г. П. Грабовой, 1999

durch erythematös-papulösen und bullösen Ausschlag auf der Haut und den Schleimhäute.

ERYTHRASMA – 4821521 – weit verbreitete, oberflächliche Pseudomykose.

© Г. П. Грабовой, 1999

KAPITEL 22

CHIRURGISCHE KRANKHEITEN-18574321

Chirurgische Erkrankungen bei Erwachsenen–5843215

ABSZESS – 8148321 – eitrige Entzündung des Gewebe mit Bildung eines begrenzten Zerfallherdes, eingekreist von Granulationsgewebe.

ADENOM DER VORSTEHERDRÜSE (ADENOM DER PROSTATA) – 51432144 – Adenomyomatose der periureteralen Drüsen.

AKTINOMYKOSE – 4832514 – Strahlenpilzerkrankung, hervorgerufen durch unterschiedliche Arten von Aktinomyces, welche in der Mundhöhle saprophitieren.

ANEURYSMA – 48543218 – Prominenz oder gleichmäßige Erweiterung des Gefäßvolumens auf einem begrenzten Abschnitt eines Gefäßes, verursacht durch die Zerstörung der Gefäßwand mit Erhalt der Endothelhülle (echtes Aneurysma); ohne Erhalt des Endothels (falsches Aneurysma), mit einem Gefäß verbundene, ein gekapselte Hülle, Lage im umgebenden Gewebe oder zwischen Gefäßhüllen (gespaltene).

HERZANEURYSMA – 9187549 – ein Myokardinfarkt kompliziert sich in 10 – 15 % der Fälle durch die Entwicklung eines Aneurysmas.

© Г. П. Грабовой, 1999

Kapitel 22. CHIRURGISCHE KRANKHEITEN-18574321

AKUTE APPENDIZITIS – 54321484 – unspezifische Entzündung des Wurmfortsatzes des Blinddarms.

ATHEROM – 888888179 – Retentionszyste der Hautfettdrüse, Entstehung aufgrund eines verschlossenen Drüsenganges.

BRONCHIEKTASIEN – 4812578 – zylindrische oder sackförmige Verbreiterung der segmentären oder subsegmentären Bronchien, meistens des Unterfeldes, besonders links.

VARIKÖSE VENENERWEITERUNG DER UNTEREN EXTREMITÄTEN – 4831388 – ungleichmäßige, sackförmige Erweiterung der Venen in der Ausdehnung, begleitet mit einer Insuffizienz der Klappen und mit Störungen des Blutflusses.

VARIKÖSE ERWEITERUNG DER VENEN DER SAMENSCHNUR – 81432151 – eine Erkrankung der Venen des Samenleiters, charakterisiert durch unregelmäßige Erweiterung der Venen, knotenähnliche Windungen und auch Verdünnungen der Venenwände.

HYDROZELLE DES HODENS UND DER SAMENSCHNUR – 481543255 – Sammlung der Flüssigkeit zwischen den nicht obliterierten Blätter der Tunika vaginales des Bauchfells.

VERRENKUNG (LUXATIONEN) – 5123145 – vollständige Verschiebung der Gelenkoberfläche der Knochen hinter die Grenze der physiologischen Norm.

© Г. П. Грабовой, 1999

MASTDARMVORFALL – 514832187 – eine Erkrankung, bei welcher der Mastdarm durch den Anus nach außen vorfällt.

GASGANGRÄN – 45143218 – gasbildende, gewebezerstörende, anaerobe Infektion.

LUNGENGANGRÄN – 4838543 – progredienter fauliger Zerfall des Lungenparenchyms unter Einwirkung einer anaeroben Infektion.

HÄMARTHROSE – 4857543 – Bluterguss in ein Gelenk.

HÄMORRHOIDEN – 58143219 – knotenförmige Erweiterung des Volumens des Venengeflechts des Mastdarms und am After.

HYDROADENITIS (Schweißdrüsenentzündung) – 4851348 – eitrige Entzündung der apokrinen Schweißdrüsen.

GYNÄKOMASTIE – 4831514 – Vergrößerung der Brustdrüse bei Männern.

HERNIEN – 95184321 – Vorfall von Baucheingeweiden hinter die Grenze der anatomischen Höhle durch eine pathologische Bauchwandlücke in eine Bauchfellausstülpung.

DUMPINGSYNDROM – 4184214 – entsteht bei Erkrankten mit einer ausgedehnten Magenresektion, besonders nach Billroth-II-Operationen.

DIVERTIKELN – 48543217 – sackförmige Ausstülpung der Schleimhaut und Submukosa mit Fehlbildungen

© Г. П. Грабовой, 1999

der Muskelgewebe des Verdauungstraktes.

DIVERTIKEL DES DICKDARM – 4851614 – die Entstehung der Divertikel steht in Verbindung mit einer langfristigen Erhöhung des Segmentdrucks in den distalen Abschnitten des Grimmdarms als Resultat regulärer Störungen der motorischen Funktion, meistens aufgrund von altersbedingten dystrophischen Veränderungen des Bindegewebes und der muskulären Elemente der Darmwand.

CHOLEZYSTOLITHIASIS – 0148012 – Erkrankung, verursacht durch Steinbildungen in der Gallenblase, seltener in der Gallen- und Lebergängen.

MECHANISCHE GELBSUCHT – 8012001 – pathologisches Syndrom, hervorgerufen durch Abflussstörungen der Galle aus den Gallenwegen.

AKUTER HARNVERHALT – 0144444 – entsteht infolge einer Komprimierung der Harnwege (bei Adenom oder Prostatakrebs, Striktur der Urethra, Harnblasenstein u.a.) mit Erniedrigung der kontraktilen Fähigkeit des Detrusors.

SÖLLINGER-ELLISON-SYNDROM – 148543295 – Ulkus-Krankheit, verursacht durch ulzerierende Adenome der Bauchspeicheldrüse.

FREMDKÖRPER IN DEN BRONCHIEN – 5485432 – verschiedene Gegenstände, in manchen Fällen auch pflanzlicher und tierischer Herkunft, welche exogen durch inspirative Wege in die Bronchien gelangt sind.

FREMDKÖRPER IM MAGEN – 8184321 – Kinder und psychisch kranke Menschen können Löffel, Messer, Gabeln, Nadeln, Knöpfe, Münzen und andere Gegenstände schlucken.

FREMDKÖRPER IN DER SPEISERÖHRE – 14854321 - Münzen, Zahnprothesen, Knochen, Nadeln, massive Fleischstücke etc.

FREMDKÖRPER IM WEICHEN GEWEBES – 148543297 – häufig lokalisiert auf Armen und Beinen, meist Metall-, Baum- oder Glasstücke.

KARBUNKEL – 483854381 – eitrige Entzündung von Haarbälgen und des subkutanen Fettpolsters in deren Umgebung.

ZYSTE DER MILCHDRÜSE (Zystenmamma) – 4851432 – die meisten Zysten werden dyshormogenen Erkrankungen zugeordnet, seltener entstehen Retentionszysten.

ZYSTEN UND FISTELN DES HALSES, LATERAL – 514854214 – entstehen aus Resten des embryonalen Kiemenbogens oder des dritten Schlundes.

ZYSTEN UND FISTELN DES HALSES, MEDIAL – 4548541 – mediale Zysten und Fisteln, entwickeln sich aus Resten des Schild-lingualen Ganges, des embryonalen Ganges, welcher vom blinden Spalt der Zunge bis zum pyramidalen Ast der Schilddrüse reicht.

© Г. П. Грабовой, 1999

UNSPEZIFISCHE ULZERÖSE KOLITIS
– 48143211 – verbreitete ulzeröse Schädigung der Dickdarmschleimhaut, beginnend von Mastdarm, charakterisiert durch einen langandauernden Verlauf und begleitet von schweren lokalen und systemischen Komplikationen.

EPITHELIALER STEISSBEINGANG – 9018532 – eine Entwicklungsanomalie der Haut, eine blind endende röhrenähnliche Hautvertiefung in der perinealen Falte, welche gewöhnlich abgestorbenes Epithel, Fett und Haare enthält.

KLUMPFUSS – 485143241 – eine Deformierung des Fußen mit Beugung nach innen und auf die Fußsohlenseite, Ursache des Klumpfußes ist eine Knochendeformierung und Kontraktur im Fußgelenk.

SCHIEFHALS – 4548512 – fixierte Beugung des Kopfes auf die Seite des Musculus sternocleidomastoideus in Kombination mit der Beugung des Kopfes auf die Gegenseite infolge einer Vernarbung der Muskeln.

KRYPTORCHISMUS – 485143287 – unvollständige Senkung des Hoden im Skrotum oder seine Dystonie auf unterschiedlicher Ebene.

INNERE BLUTUNGEN – 5142543 – Herausströmen des Blutes in die Spalte der anatomischen Hülle oder des Hohlorgans bei Schädigung der arteriellen oder venösen Äste durch mechanische Ursachen, Gefäßarrosionen, Aneurysma-Risse.

© Г. П. Грабовой, 1999

ÄUSSERE BLUTUNGEN (AUS DER WUNDE) – 4321511– entstehen aus geschädigten Blutgefäßen bei offenen mechanischen Traumen.

MORBUS CROHN – 94854321 – unspezifische Entzündung des Magen-Darm-Traktes in verschiedenen Abschnitten mit Bildung von entzündlichen Infiltraten, tiefen längsverlaufenden Ulzera, die sich durch Perforationen, äußere oder innere Fisteln und andere schwere Komplikationen entwickeln.

LEIOMYOM – 5514214 - gutartige Tumor, geht von der glatten Muskulatur aus.

LYMPHADENITIS – 4542143 – die Entzündung der Lymphknoten (häufig eitrig).

LYMPHANGITIS – 484851482 – eitrige Entzündung der Lymphgefäße, Ätiologie – siehe *Lymphadenitis*.

LIPOM – 4814842 – ein gutartiger Tumor, geht vom Fettgewebe aus.

PSEUDOGELENK (PSEUDOARTHROSE) – 4814214 – Beweglichkeit im Verlauf der Knochen infolge einer ausgebliebenen Heilung nach Frakturen.

MASTITIS – 8152142 – Entzündung der Milchdrüse.

MASTOPATHIE – 84854321 – dyshormogene Erkrankung der Milchdrüse.

© Г. П. Грабовой, 1999

MEGAKOLON – 4851543 – Gigantismus des Dickdarms unterschiedlicher Genese (Hirschsprung-Krankheit, Chilaiditi–Krankheit, idiopathisches Megakolon usw.).

MEDIASTINITIS – 4985432 – seröse oder eitrige Entzündung des Bindegewebes des Mediastinalraums.

DARMILEUS – 4548148 – ein Symptomenkomplex, charakterisiert durch Störungen der Darmpassage durch den Magen–Darm-Trakt.

EINGEWACHSENER NAGEL – 4548547 – das Einwachsen des lateralen Randes der Nagelplatte unter die Nagelwalze.

ERFRIERUNG – 4858514 – Gewebeschädigung, hervorgerufen unter lokaler Kälteeinwirkung.

THERMISCHE VERBRENNUNGEN – 8191111 – entsteht unter Einwirkung hoher Temperaturen auf das Gewebe.

OKKLUSION DER MAGISTRALEN ARTERIEN – 81543213 – führt zu akuten oder chronischen Durchblutungsstörungen von Gebieten oder Organen, verursacht durch Embolien oder Thrombosen der Gefäße.

ORCHIEPIDIDYMITIS – 818432151 – unspezifische Entzündung des Hodens oder der Nebenhoden.

TRAUMATISCHE OSTEOMYELITIS – 514854221 – Entzündung des Knochengewebe infolge einer offenen Fraktur, Schussverletzung oder Wunden des Weichteilgewebes neben den Knochen.

© Г. П. Грабовой, 1999

AKUTES ABDOMEN – 5484543 – ein Sammelbegriff für akute chirurgische Erkrankungen der Bauchorgane, welche eine sofortige Hospitalisierung zur operativen oder konservativen Behandlung verlangen.

AKUTE PANKREATITIS – 4881431 – Erkrankung, bei welcher eine Autolyse der Bauchspeicheldrüse vorliegt, verursacht durch eine Aktivierung der Fermente in den Pankreasgängen.

AKUTE CHOLEZYSTITIS – 4154382 – akute unspezifische Entzündung der Gallenblase.

PANARITIUM – 8999999 – unspezifische Entzündung der Finger oder Zehen, als Ausnahme werden Furunkel der dorsalen Oberfläche gezählt.

PENETRIERENDES ULKUS DES MAGENS UND DES ZWÖLFFINGERDARMS – 9148532 – Eindringen eines Magenulkus oder Zwölffingerdarmulkus in nebenliegende Organe und Gewebe.

FRAKTUR – 7776551 – die Zerstörung der anatomischen Knocheneinheit infolge eines Traumas.

PERITONITIS – 1428543 – Bauchfehllentzündung, meist durch Infektionen hervorrufen, seltener durch chemische Reizstoffe (Urin, Galle, Magensaft).

PYOPNEUMOTHORAX – 148543299 – die Sammlung von Eiter und Luft im Pleuraraum mit verschiedenen Stufen des Lungenkollaps.

© Г. П. Грабовой, 1999

PLATTFUSS – 1891432 – Fußdeformität mit Abflachung des Längs- und selten des Quergewölbes.

SPONTANER PNEUMOTHORAX – 481854221 – Verlust des negativen Druckes im Pleuraraum, begleitet von einem unvollständigen oder totalen Kollaps der Lunge infolge der Verbindung nach außen ohne Verletzung der Thoraxwand.

VERLETZUNG DER INNEREN ORGANE - 8914319 – Schädel-Hirn-Traumen (siehe *Schädelhirntrauma*).

POLYP – 4819491 – ein gutartiger Tumor, geht von der Schleimhaut aus, befindet sich am Fuß oder der breiten Basis, hängt in die Organhöhle.

POSTCHOLEZYSTEKTOMIE-SYNDROM – 4518421 – ein Zustand, bei welchem der Erkrankte auch nach einer Operation die Schmerzen verspürt, die bereits vor einer Cholezystektomie bestanden haben.

PENETRIERENDES ULKUS – 8143291 – schnell entstehende Verbindung eines Hohlorgans (Magen, Zwölffingerdarm) mit der freien Bauchhöhle, häufig infolge eines Geschwürs des Magens und des Zwölffingerdarms.

DEKUBITUS – 6743514 – eine Nekrose der Hautoberfläche, verursacht durch Gewebekompression mit gestörter Gewebetrophik, im jungen Alter entsteht ein Dekubitus bei Erkrankungen oder Schädigungen des Rückenmarks, bei älteren und geschwächten Menschen bei langandauerndem Liegen. Öfter lokalisiert sich ein

© Г. П. Грабовой, 1999

Dekubitus im Bereich der Fersen oder des Steißbeines.

PROSTATITIS – 9718961 – Entzündung der Vorsteherdrüse (Prostata).

MENISKUSRISS – 8435482 – Schädigung im inneren Kniegelenk.

WUNDEN – 5148912 – mechanische Schädigung des Hautgewebes mit Störung ihrer Ganzheit.

MASTDARMFISTELN – 5189421 – pathologisch entstandene Gänge in der Mastdarmwand, gewöhnlich im Gebiet der Morgagni-Krypten, endend im Nebenmastdarmgewebe (unvollständige innere) oder häufige Eröffnung auf der Haut im Analbereich (vollständige äußere).

MAGENAUSGANGSSTENOSE – 81543211 – Evakuationsstörung der Nahrung aus dem Magen, bedingt durch Vernarbungen des Pylorus in den Zwölffingerdarm infolge einer Ulkuskrankheit, Krebs im Antrumbereich des Magens und selten bei Hypertrophie des Pylorus.

RISS (SCHRUNDE) DES ANALGANGES (ANALKANALRISS) – 81454321 – langverlaufendes, spaltähnliches Ulkus der Schleimhaut des Analkanals, befindet sich meistens auf der hinteren Wand.

OBLITERIERENDE THROMBANGITIS
– 5432142 – entzündliche systemische Erkrankung der Arterien und Venen mit segmentaler Obliteration

© Г. П. Грабовой, 1999

und Thrombose, zuerst im Bereich der mittleren und kleinen und danach auch der großen Gefäßes

THROMBOPHLEBITIS – 1454580 – s. *Phlebothrombose*.

KNOCHENTUBERKULOSE – 148543281 - eine Erscheinungen der allgemeinen tuberkulösen Infektion, beobachtet bei 10 % der Tuberkulosepatienten.

URETHRITIS – 1387549 – Entzündung der Schleimhaut der Urethra, meistens bei Gonorrhöe–Erkrankung, manchmal infolge Prostatitis.

PRELLUNG (Kontusion) – 0156912 – mechanische Schädigung des Gewebe ohne Störung der Hautganzheit.

FIBROADENOM DER MILCHDRÜSE – 4854312 - dyshormonogener Tumor, entwickelte sich infolge einer Hyperöstrogenämie.

PHIMOSE UND PARAPHIMOSE – 0180010 – verursacht bestimmt durch die Verengung der Vorhaut des Präputiumssackes des Penis.

PHLEBOTHROMBOSE – 1454580 – Bildung eines Thrombus im Lumen der Vene, welcher an der Wand der Vene fixiert ist und vollständig oder teilweise das Gefäß obliteriert (flottierender Thrombus).

PHLEGMONE – 48143128 – eitrige Entzündungen des Gewebes mit Tendenz zur Progression.

FURUNKEL – 5148385 – eitrige Entzündung des Haarbalges und des ihn umgebenden subkutanen Fettgewebes.

Der Entzündungserreger ist meistens Staphylokokkus.

CHOLANGITIS – 8431548 – unspezifische Entzündung der Gallenwege.

ELEKTROTRAUMA – 5185431 – Schädigung der Gewebe und der Organe beim Durchgang von elektrischem Strom durch den Körper bei Unfällen in Betrieben, öfter auch im Alltag und bei Kindern.

PLEURAEMPYEM (eitrige Pleuritis) – 514854223 – Eitersammlung im Pleuralraum mit sekundärer Kompression des Lungengewebes.

OBLITERIERENDE ENDARTERIITIS – 4518521 – weit verbreitete Erkrankung der Arterien in den unteren Extremitäten, in der Regel kombiniert mit obliterierender Arteriosklerose, Thrombangiitis.

TROPHISCHES ULKUS – 514852154 – langandauernder, nicht heilender Gewebedefekt mit Neigung zu schwerem Verlauf und Rezidiven.

Chirurgische Erkrankungen bei Neugeborenen - 514218871

CHIRURGISCHE ERKRANKUNGEN DER BAUCHRAUMORGANE – 5184311– angeborener Darmverschluss, Atresie des Analganges.

© Г. П. Грабовой, 1999

ANGEBORENE CHOLANGIOPATHIEN BEI NEUGEBORENEN (Gallengangathresien)
– 948514211 – die Unfähigkeit der Funktion der Gallenwege, Gallengangsverschluss.

Chirurgische Erkrankungen der Thoraxorganen - 5184312

ATRESIE DER SPEISERÖHRE – 518543157 – schwerer Entwicklungsfehler, welcher sich in den Frühstadien der Embryogenese formiert, wenn die Speiseröhre sich als Hohlröhrchen bildet und sich von dem Atmungssystem trennt.

ANGEBORENE HERNIE DIAPHRAGMATIKA – 518543257 – ein intrauteriner Entwicklungsfehler, es entsteht eine Verschiebung der Bauchorgane in den Thorax durch einen Defekt im Diaphragma.

ANGEBORENE LUNGENZYSTEN – 4851484 – Entwicklungsfehler, entsteht in der Embryogenese-Periode, wenn sich die Bronchien und die Alveolen formieren.

PNEUMOTHORAX – 5142147 – ein Geweberiss der Lunge bei der Durchführung der künstlichen Beatmung der Lungen.

TRACHEOÖSOPHAGEALFISTEL – 514854714 – falsche Teilung des sogenannten primären Darms im Embryogenese-Stadium der Atmungs- und Speiseröhre-Röhrchen.

© Г. П. Грабовой, 1999

Eitrig-entzündliche Erkrankungen
514852171

MASTITIS BEI NEUGEBORENEN – 514854238 – Entzündung der Milchdrüse.

AKUTE HÄMATOGENE OSTEOMYELITIS – 5141542 – eitrig-septische Erkrankung bei Neugeborenen.

PERITONITIS – 4184321 – polyätiologische Erkrankung, entsteht infolge einer Wandperforation im Bereich des Magen-Darm-Traktes bei Entwicklungsfehlern desselben, nekrotischer Enterkolitis und auch bei entzündlichen Erkrankungen der Organe der Bauchhöhle.

AKUTE PARAPROKTITIS – 4842118 – Entzündung des Fettgewebes, das sich am Mastdarm und an der analen Öffnung befindet.

NEKROTISCHE PHLEGMONE BEI NEUGEBORENEN – 514852173 – eigenartige, eitrig-nekrotische Schädigung der Haut und des subkutanen Gewebes bei Kindern in den ersten Lebenswochen.

ERKRANKUNGEN DES STÜTZ- UND BEWEGUNGSAPPARATES – 514218873 – Geburtstraumen, welche infolge des Geburtsaktes mit handgreiflichen oder instrumentalen Hilfsmitteln oder bei Kaiserschnitt entstehen.

© Г. П. Грабовой, 1999

Kapitel 22. CHIRURGISCHE KRANKHEITEN-18574321

Traumen und orthopädische Erkrankungen - 1418518

ANKYLOSE – 1848522 – Unbeweglichkeit im Gelenk infolge der pathologischen Veränderungen darin.

BURSITIS – 75184321 – Entzündung des Schleimbeutels im Gelenk.

HÄMARTHROSE – 7184321 – Einblutung in die Gelenkspalte.

DEFORMIERUNG DER 1. Zehe des Fuß nach außen – 5418521 – häufig beidseitige Deformierung, entsteht aus den Längs- und Quergewölben bei Plattfuß.

DUPUYTREN-KONTRAKTUR – 5185421 – eine Beugekontraktur der Finger infolge narbiger Verhärtung der Palmaraponeurose.

GELENKKONTRAKTUR – 8144855 – eine Begrenzung der Beweglichkeit im Gelenk.

PSEUDOGELENK (PSEUDOARTHROSE) – 8214231 – Beweglichkeit im Verlauf der Knochen infolge einer fehlender Ausheilung einer Fraktur.

VERLETZUNG DER INNEREN ORGANEN – 5432188 – Traumen von Thoraxraum-Organen, Traumen von Bauchhöhlenorganen, Traumen des Gehirns (siehe *Schädel-Hirn-Traumen*).

© Г. П. Грабовой, 1999

ZERRUNG (Distorsion) – 5148517 – Schädigung von Bändern, Muskeln, Sehnen und anderem Gewebe ohne Störung ihre anatomischen Ganzheit.

TRAUMATISCHE AMPUTATION – 5451891 – Abtrennung von teilweisen oder ganzen Extremitäten (oder anderen Körperteilen) infolge mechanischer Gewalt.

TRAUMATISCHER SCHOCK – 1454814 – schwere Allgemeinereaktion des Organismus bei massivem Trauma des Gewebes oder massivem Blutverlust.

© Г. П. Грабовой, 1999

KAPITEL 23

HALS-NASEN-OHREN-KRANKHEITEN – 1851432

ADENOIDEN – 5189514 – pathologische Wucherung der dritten Rachenmandeln (Nasen-Rachen-Mandel).

ANGINA (akute Tonsillitis) – 1999999 – infektiöse Krankheit mit überwiegender Schädigung der Gaumenmandeln.

ANTRITIS (OTOANTRITIS) – 1844578 – Entzündung der Wände des Antrums und des umliegenden Gewebes.

ATRESIE UND SYNECHIE DER NASENHÖHLE – 1989142 – bindegewebige, knorpelige oder knochige Verwachsungen, welche teilweise oder vollständig die Nasenöffnung verschließen.

AEROSINUSITIS – 514854237 – Entzündung der Nasennebenhöhlen, entsteht bei starkem Barometerdruckabfallen der umgebenden Luft.

NASENSCHEIDEWANDHÄMATOM – 5431482 – Nasentraumen sind häufig mit Einblutung in die Schleimhaut der Nasenscheidewand mit Hämatombildung verbunden.

© Г. П. Грабовой, 1999

GAUMENMANDELHYPERTROPHIE – 4514548 – nicht selten in Kombination mit Adenoiden auftretend, im Kindesalter tritt die Erscheinung einer Hypertrophie des lymphadenoiden Gewebes im Rachenraum auf.

KEHLKOPFDIAPHRAGMA – 148543283 – elastische Membrane im Kehlkopf.

EUSTACHIITIS – 18554321 – Erkrankung der Eustachröhre, welche die Ventilation des Mittelohres stört.

RETROPHARYNGEALABSZESS (Hinterrachenabszess) – 1454321 – bildet sich als Resultat der Vereiterung von Lymphknoten und Zellgewebe im hinteren Rachenraum.

FREMDKÖRPER – 54321545 – ein Fremdkörper im Ohr, öfter wird bei Kindern beobachtet, dass sie verschiedene kleine Gegenstände in den äußeren Gehörgang einführen (z. B. Papier, Fruchtsamen, Erbsen, Sonnenblumenkerne, Perlen usw).

DEFORMIERUNG DER NASENSCHEIDEWAND – 148543285 – Folge einer Entwicklungsanomalie des Gesichts-Skeletts oder nach einem Trauma.

NASENBLUTEN (EPISTAXIS) – 65184321 – Ursachen: Nasentraumen, chirurgische Manipulationen im Bereich des Nasenraumes, Tumoren, akute infektiöse Erkrankungen, arterielle Hypertonie, hämorrhagische Diathese.

© Г. П. Грабовой, 1999

Kapitel 23. HALS-NASEN-OHREN-KRANKHEITEN – 1851432

LABYRINTHITIS – 48154219 – verbreitete oder begrenzte Schädigung der peripheren Abschnitte der akustischen und vestibulären Analysatoren.

LARYNGITIS – 4548511– Entzündung der Kehlkopfschleimhaut.

LARYNGOSPASMUS – 485148248 – tritt öfter im frühen Kindesalter auf (als Folge von Rachitis, Spasmophilie, Hydrozephalus, als Folge künstlicher Ernährung usw.).

AKUTE MASTOIDITIS – 514832186 – akute Gewebeentzündung des Warzenfortsatzes, stellt sich öfter als Komplikation der akuten eitrigen Entzündung des Mittelohres (sekundäre Mastoiditis) ein.

MENIÈRE-KRANKHEIT (MORBUS MENIERE) – 514854233 – die Ursache ist unklar. Als Hauptpathogenesefaktor stellen sich eine Vermehrung des Volumens der Labyrinth-Flüssigkeit (Endolymphe) und eine Erhöhung des inneren Labyrinth-Drucks dar.

MUKOZELE (PYOZELE) DES SINUS FRONTALIS – **5148322** – zystenähnliche Verbreiterung der Nasennebenhöhlen.

SCHNUPFEN (RHINITIS) – 5189912 – Schleimhautentzündung der Nase.

VASOMOTORISCHE, ALLERGISCHE RHINITIS – 514852351 – Anfälle von plötzlicher Verstopfung der Nase mit reichlichen wässrig-schleimigen Ausscheidungen und Niesen. Vasomotorischer Schnupfen stellt sich als neuroreflektorische Erkrankung dar.

TINNITUS (Cochleare Neuritis, Nervus-akustikus-Neuritis) – 1488513 – Entzündung der Innenohrschnecke.

OZAENA (ÜBEL RIECHENDE RHINITIS)
– 514854241 – chronische Erkrankung der Nasenhöhle mit akuter Atrophie der Schleimhaut, Bildung von dichten Ausscheidungen, die als übelriechende Krusten eintrocknen, Verschmälerung des Knochengewebes der Nasenmuscheln und Nasenwände.

KEHLKOPFTUMOREN – 5148742 – gutartige, häufig vorkommende Tumoren, besonders als Fibrom (Polyp) und Papillom des Kehlkopfes.

KEHLKOPFÖDEM – 2314514 – Erscheinung von entzündlichen oder nicht entzündlichen Schädigungen des Kehlkopfes, lokalisiert gewöhnlich im Sammelbereich von schlaffem submukosem Zellgewebe des Kehlkopfes (Unterfaltenraum, vestibuläre Falten, Kehldeckelfalten und Oberfläche des Kehldeckels von Zungenseite).

OTHÄMATOM – 4853121 – Einblutung im Bereich der äußeren Oberfläche der Ohrmuschel (im oberen Drittel) zwischen dem Knorpel und über dem Knorpel, manchmal auch zwischen Knorpel und Haut.

OTITIS – 55184321 – Ohrentzündung, man unterscheidet äußere, mittlere und innere Otitis (s. *Labyrinthitis*).

© Г. П. Грабовой, 1999

Kapitel 23. HALS-NASEN-OHREN-KRANKHEITEN – 1851432

OTOMYKOSE – 514832188 – Erkrankung, verursacht durch die Entwicklung von Pilzinfektionen unterschiedlicher Art auf dem äußeren Gehörgang (manchmal auch auf dem Trommelfell).

OTOSKLEROSE (Otospongiose) – 4814851 – lokale Schädigung der knöcherne Kapsel des Labyrinths unklarer Ätiologie.

PARESE UND PARALYSE DES KEHLKOPFES (KEHLKOPFLÄHMUNG) – 1854555 – entsteht infolge entzündlicher und degenerativer Prozesse in Muskeln oder Funktionsstörungen der Kehlkopf-innervierenden Nerven, Hirnzentren und führenden Wege.

NASENPOLYPEN – 5519740 – entstehen hauptsächlich infolge einer langandauernden Reizung der Schleimhaut.

OTOGENE SEPSIS – 5900001 – entsteht infolge der Verbreitung einer Infektion mit einem eitrigen Herd im Mittelohr über die Venen und Sinuse des Schläfenbeins oder infolge eines unmittelbaren Eiterkontakts mit den Wänden des Sinus sigmoideus.

ZERUMEN – 48145814 – Sammlung des Ohrenschmalzes im äußeren Ohrengang infolge einer erhöhten Sekretion der dort vorhandenen Ohrendrüsen.

SINUSITIS – 1800124 – akute oder chronische Entzündung der Nasennebenhöhlen.

© Г. П. Грабовой, 1999

SKLEROM – 0198514 – chronisch-infektiöse Erkrankung, greift die Schleimhaut der Atemwege an.

KEHLKOPFSTENOSE – 7654321 – erhebliche Verengung oder vollständiger Verschluss der Kehlkopflichtung, man unterscheidet zwischen akuter und chronischer Kehlkopfstenose.

ANGEBORENER STRIDOR – 4185444 – eine Entwicklungsanomalie des äußeren Rings des Kehlkopfes.

TONSILLITIS, AKUTE – 1999999 – siehe *Angina*.

TONSILLITIS, CHRONISCHE – 35184321 – Entzündung der Gaumenmandeln, Erwachsene erkranken genau so wie die Kinder.

OHRENTRAUMEN – 4548515 – mechanische Traumen, häufigste Art von Ohrenschädigungen.

KEHLKOPFTUBERKULOSE – 5148541 – tritt als Komplikation der Lungentuberkulose auf und findet sich überwiegend bei Männern im Alter zwischen 20 und 40 Jahren.

PHARYNGITIS – 1858561 – akute oder chronische Entzündung der Kehlkopfschleimhaut.

PHARYNGOMYKOSE – 1454511 – Schleimhautschädigung der Kehle durch Leptotrix-Pilze.

NASENRACHENRAUMFIBROM – 1111122 – häufigster Tumor des Nasen-Rachen-Raumes.

© Г. П. Грабовой, 1999

FURUNKEL AM NASENEINGANG – 1389145 – entsteht infolge eines Traumas oder durch Kratzen, durch den Patienten gewöhnlich über den Finger Übertragung einer Staphylokokkus-Infektion, die sich im Nasenvorhof befindet, in die Fettdrüsen und die Haarfollikel.

© Г. П. Грабовой, 1999

KAPITEL 24

AUGENKRANKHEITEN – 1891014

AMBLYOPIE – 1899999 – Sehschwäche ohne anatomische oder refraktäre Ursachen.

ASTHENOPIE – 9814214 – schnell eintretende Müdigkeit der Augen durch Überbelastung.

ASTIGMATISMUS – 1421543 – Kombination verschiedenen Arten einer Ametropie oder verschiedener Stufen einer Art der Ametropie in einem Auge.

ATROPHIE DES NERVUS OPTICUS (Degeneration der Sehnerven) – 5182432 – Erkrankung der Sehnerven und Netzhaut, Erkrankung des Gehirns, seiner Hülle und Gefäße, allgemeine Intoxikationen, erbliche Ursache.

BLEPHARITIS – 5142589 – Lidrandentzündung.

KURZSICHTIGKEIT (Myopie) – 548132198 – eine Art der Ametropie, bei welcher sich die parallelen Strahlen, ausgehend von weit eingeordneten Gegenständen, vor der Netzhaut vereinigen.

FRÜHLINGSKATARRHE (Konjunktivitis)
– 514258951 – chronische Entzündung der Lidkonjunktiva und des Augapfels mit Papillenverwachsungen, die in der Frühlings- und Sommerperiode auftreten.

© Г. П. Грабовой, 1999

Kapitel 24. AUGENKRANKHEITEN – 1891014

AUGENLINSEN-LUXATION – 25184321 – vollständige (Luxation) oder unvollständige (Subluxation) Verschiebung der Augenlinse von ihrer gewöhnlichen Lage.

AUGENLIDAUSSTÜLPUNG – 5142321 – narbige Ausstülpung, die sich infolge des Zusammenziehens der Lidhaut bildet, meist nach Verletzungen, Verbrennungen, bei systemischem Lupus erythematodes und anderen pathologischen Prozessen in diesem Gebiet. Eine spastische Ausstülpung entsteht als Folge der Verkürzung des orbitalen Teils der Augenringmuskeln. Eine altersbedingte Ausstülpung entsteht nur auf dem unteren Lid bei einer Lähmung des Gesichtsnervs.

HEMERALOPIA (nächtliche Blindheit, Hühnerblindheit) – 5142842 – Störung des Dämmerungssehens.

GLAUKOM – 5131482 – chronische Erkrankung der Augen mit permanenter oder vorübergehender Erhöhung des Augeninnendrucks, eine besondere Form der Sehnervatrophie (glaukomatöse Exkavation) und Sichtfeldänderung. Unterscheidung in primäres, sekundäres und angeborenes Glaukom.

DAKRYOZYSTITIS – 45184321 – Entzündung des Tränensackes, meist chronisch.

WEITSICHTIGKEIT (HYPERMYOPIE) – 5189988 – eine Art der Ametropie, bei welcher sich die parallelen Strahlen, ausgehend von weit eingeordneten Gegenständen, hinter der Netzhaut vereinigen.

© Г. П. Грабовой, 1999

GESTAUTER NERVUS OPTICUS – DISKUS (STAGNIERTER SEHNERVENDISKUS) – 145432152 – nicht entzündliches Ödem des Sehnervendiskus.

IRITIS – 5891231– Entzündung der Regenbogenhaut oder der Regenbogenhaut und des ziliaren Körpers (Iridozyklitis).

KATARAKT – 5189142 - Trübung der Augenlinse oder der Linsenkapsel.

KERATITIS – 518432114 – Entzündung der Hornhaut des Auges.

KONJUNKTIVITIS – 5184314 – Entzündung des Bindegewebes des Auges.

SCHIELEN (STRABISMUS) – 518543254 – Abweichung der Augenachsen von der Parallelstellung bei Fernsicht.

PTERYGIUM (PTERYGIUM KONJUNKTIVA) – 18543212 – auf die Bindehaut übergreifende Konjunktiva-Falte, verwachsen mit der Hornhaut.

NEURITIS DES NERVUS OPTICUS – 5451589 – unmittelbare Ausbreiterung eines entzündlichen Prozesses aus den Nasennebenhöhlen oder den Hirnhäuten auf den Nervus opticus, Infektionsmetastasierung bei Bakteriämie, Reaktion von Nervengewebe auf Sensibilisierung bei allgemeinen Infektionen und Intoxikationen.

VERSCHLUSS DER ZENTRALEN NETZHAUTARTERIE – 514852178 – Verschluss des zentralen Arte-

© Г. П. Грабовой, 1999

Kapitel 24. *AUGENKRANKHEITEN* – 1891014 **183**

rienstammes der Netzhaut infolge Spasmus, Embolie oder Thrombose.

VERSCHLUSS DER ZENTRALEN NETZHAUTVENE – 7777788 – Verschluss des Lumens der zentralen Netzhautvene oder ihrer Äste infolge einer Thrombose oder Verdickung der Intima media des Gefäßes.

BRANDVERLETZUNG DES AUGES – 8881112 – entsteht bei Einwirkung von hohen Temperaturen (thermische Verbrennung) oder chemischen Stoffen (chemische Verbrennungen).

HERABHÄNGEN DES OBERLIDES (PTOSE DES OBERLIDS) – 18543121 – Herabhängen des Oberlides von einer kaum bemerkbaren bis zur vollständigen Verschließung der Augenspalte.

NETZHAUTABLÖSUNG – 1851760 – Unterscheidung in primäre und sekundäre Netzhautablösung, welche sich infolge von Traumen, entzündlichen Prozessen und Augentumoren entwickeln.

PANOPHTHALMITIS – 5141588 – akute eitrige Entzündung des gesamten Gewebes und der Augenhülle.

PRESBYOPIE – 1481854 – altersbedingte Akkomodationsschwächung: die Sklerosierung erlaubt der Augenlinse, die maximale Wölbungsform anzunehmen und verringert ihre Refraktionskraft.

VERLETZUNGEN DER AUGENAPFELS
– 518432118 – Ganzheitszerstörung des Auges infolge der Einwirkung von scharfen und stumpfen Gegenständen.

© Г. П. Грабовой, 1999

RETINITIS – 5484512 – Entzündung der Netzhaut des Auges.

LICHTOPHTALMIE – 5841321 – Verbrennung der Konjunktiva, der Hornhaut und der Netzhaut infolge der Einwirkung sehr grellen Lichts auf die Augen.

SYMPATHISCHE ENTZÜNDUNG – 8185321 – Erkrankung des zweiten Auges, entsteht infolge einer chronischen, traumatischen Iridozyklitis des ersten Auges.

SKLERITIS, EPISKLERITIS – 514854248 – Entzündung der Sklera und Episklera bei Rheumatismus, Tuberkulose, seltener Syphilis, akuten infektiösen Erkrankungen.

TRACHOME – 5189523 – chronische infektiöse Erkrankung der Konjunktiva.

UVEITIS – 548432198 – Entzündung des Uvealtraktes des Auges.

CHALAZION (HAGELKORN) – 5148582 – ovale Formation im Augenknorpel.

CHORIOIDITIS – 5182584 – Entzündung der vaskulären Hülle, gewöhnlich in Kombination mit einer Entzündung der Netzhaut (Chorioretinitis).

EXOPHTHALMIA – 5454311 – Hervortreten des Augenapfels aus der Augenhöhle nach vorne.

ENDOPHTHALMITIS – 514254842 – eitrige Entzündung der inneren Hüllen des Auges mit Bildung eines

© Г. П. Грабовой, 1999

Abszesses im Glaskörper.

ULCERATIVE KERATOKONJUNKTIVITIS (ULKUS DER HORNHAUT) – 548432194 - Ätiologie, Pathogenese: Infizierung der erosiven Hornhaut nach einem Trauma durch Mikroben des Konjunktivalsackes und der Tränenabflusswege (besonderes bei Dakryozystitis) und auch von Mikroben, welche sich auf dem verletzenden Gegenstand befinden, Zerfall des Infiltrates und Abstoßung bei oberflächlicher Keratitis.

GERSTENKORN – 514854249 – akute begrenzte, eitrige Lidrandentzündung.

KAPITEL 25

ERKRANKUNGEN DER ZÄHNE UND MUNDHÖHLE – 1488514

PARAMAXILLARER ABSZESS – 518231415 – eitrige Entzündung mit Bildung eines begrenzten Zerfallsherdes im Gewebe des Kiefer-/Gesichts-Gebietes.

ALVEOLITIS – 5848188 – Entzündung der Zahntasche eines entfernten Zahnes.

ANKYLOSE DES TEMPOROMANDIBULARGELENKS – 514852179 – Einschränkung der Beweglichkeit oder Unbeweglichkeit des Unterkiefers.

TEMPOROMANDIBULARE ARTHRITIS – 548432174 – entzündliche oder entzündlich-dystrophische Erkrankung des temporomandibularen Gelenks.

LUXATION DES TEMPOROMANDIBULAREN GELENKS – 5484311 – Verschiebung des Gelenkkopfes des Unterkiefers.

ZAHNLUXATION – 485143277 – gewaltbedingte Zahnverschiebung mit Periodontschädigung.

GINGIVITIS – 548432123 – Entzündung der Gingiva.

© Г. П. Грабовой, 1999

Kapitel 25. KRANKHEITEN DER ZÄHNE UND MUNDHÖHLE – 1488514

HYPERÄSTHESIE DER ZÄHNE – 1484312 – erhöhte Schmerz- und taktile Empfindlichkeit der Zähne.

ZAHNSCHMELZHYPOPLASIE – 74854321 – Unterentwicklung des Zahnschmelzes.

GLOSSALGIE – 514852181 – erscheint durch Hyperästhesie und Parästhesie der Zunge.

GLOSSITIS – 1484542 – katarrhale oder eitrige Entzündung des Zungengewebes.

ZAHNSTEIN – 514852182 – Ablagerung von Kalksalzen auf der Zahnoberfläche.

ZAHNKARIES – 5148584 – charakterisiert durch die progressive Zerstörung des harten Zahngewebes.

KIEFERZYSTE – 514218877 – pathologische Höhlenbildung mit flüssigem Inhalt im und am Kiefer.

BLUTUNGEN NACH OPERATIVER ZAHNENTFERNUNG (ZAHNEXSTIRPATION) – 8144542 - profuse, nicht selbstständig aufhörende Blutung aus einer Zahnextraktionswunde.

XEROSTOMIE – 5814514 – Trockenheit der Mundhöhle bei fehlender Speichelsekretion.

LEUKOPLAKIA – 485148151 – chronische Mundschleimhautentzündung, begleitet von einer Verhornung der Epithelschicht.

© Г. П. Грабовой, 1999

KIEFEROSTEOMYELITIS (OSTEOMYELITIS DES KIEFERS) – 5414214 – infektiöser entzündlicher Prozess, greift alle Elemente des Kiefers an.

AKUTE ZAHNSCHMERZEN – 5182544 – spontan entstehende Schmerzanfälle der Zähne, nicht selten als Ohr- oder Schläfenschmerzen verkannt, verbunden mit einer Pulpaentzündung.

PAPILLITIS – 5844522 – Entzündung der interdentalen Zahnfleischpapille.

PARODONTOSE – 58145421 – systemische Schädigung des ganzen Gewebekomplexes des Parodontiums dystrophisch-entzündlicher Genese, führt zur Destruktion des Zahnstützapparates.

PARODONTITIS – 5182821 – entzündliche Gewebeerkrankung des Parodontiums, einhergehend mit einer progredienten Destruktion mit alveolärem Auswuchs.

ZAHNFRAKTUR – 814454251 – traumatische Störung der Ganzheit der Zahnkrone und der Zahnwurzel.

KIEFERNFRAKTUREN – 5182148 – Schädigung des Kieferknochens mit Störung der Ganzheit.

PERIKORONARITIS – 5188888 – Entzündung des Zahnfleisches um die Zahnkrone (Korona dentis) herum, welches den durchbrechenden Zahn umhüllt.

APIKALE PERIODONTITIS – 3124601 – Gewebeentzündung, welche die Zahnwurzelspitze umgibt.

© Г. П. Грабовой, 1999

Kapitel 25. KRANKHEITEN DER ZÄHNE UND MUNDHÖHLE – 1488514

PULPITIS – 1468550 – Entzündung der Zahnpulpe, welche sich durch Schmerzanfälle zeigt.

CHRONISCHE STOMATOGENE INFEKTION – 514854814 – Herd einer chronischen Entzündung in der Mundhöhle und dem umgebenden Gewebe, ruft eine Sensibilisierung des Organismus hervor (hauptsächlich paraapikal und parodontal entzündliche Prozesse).

STOMATITIDEN – 4814854 – Entzündung der Mundschleimhaut.

NEBEN- (PARA-) KIEFERPHLEGMONE (PERIMAXILLARE PHLEGMONE) – 5148312 – eitrige Entzündung des subkutanen, submukösen und zwischenfaszialen Zellgewebes im Bereich des Kiefer-/Gesichtsgebietes.

CHEILITIS – 518431482 – Entzündung der Lippen, Lippenschleimhaut und Lippenhaut.

© Г. П. Грабовой, 1999

KAPITEL 26

UNBEKANNTE KRANKHEITEN UND ZUSTÄNDE – 1884321

Im Falle des Auftretens von unbekannten Krankheiten und Zuständen sollte man den Körper des Menschen aufgeteilt in sieben Elemente betrachten: erstens der Kopf, zweitens der Hals, drittens die rechte Hand, viertens die linke Hand, fünftens der Rumpf, sechstens das rechte Bein und siebtens das linke Bein.

Falls die Erkrankung und der Zustand unbekannt ist, sollte man den Prozess mit einem oder mit mehreren dieser Elementen verbinden.

Tabelle

WIDERHERSTELLENDE ZAHLENREIHEN BEI UNBEKANNTEN DIAGNOSEN, ERKRANKUNGEN UND ZUSTÄNDEN

Betrachtetes Elemente	wiederherstellwnde Zaahlen
Kopf	1819999
Hals	18548321
rechte Hand	1854322
linke Hand	4851384
Rumpf	5185213
rechtes Bein	4812531
linkes Bein	485148291

© Г. П. Грабовой, 1999

KAPITEL 27

NORM DER LABORWERTE – 1489991

Für die Wiederherstellung der Norm der Laborwerte ist es notwendig, sich auf die Zahlen zu konzentrieren, die als Ziel das Erreichen einer normalen Gesundheit mit allen Parametern haben. Die Wiederherstellung der Norm von Laborwerten bei Kindern, welche als Folge einer normalen Gesundheit erscheinen, verwirklicht sich durch die Konzentration auf die selben wiederherstellenden Zahlenreihen wie auch bei Erwachsenen.

Während der Konzentrationen auf die Zahlen der wiederherstellenden Zahlenreihen in den beigefügten Tabellen sollte man bedenken, dass jede Tabelle aufgrund ihrer leitenden Wahrnehmung ein anderes Niveau formuliert. Das kann sich in verschiedenen Zahlenreihen ausdrücken, welche verschiedenen Normen entsprechen.

Die Tabelle formiert ein blockähnliches oder anders ausgedrückt, diskretes Niveau ihres Bewusstseins. Auf dieser Ebene sind die wiederherstellenden Zahlenreihen, welche die Tabelle bilden, miteinander verbunden, um die Norm der Tabellennennung zu formieren. Deswegen wäre es optimal, sich außer der Konzentration auf die von Ihnen ausgewählten wiederherstellende Zahlenreihen, auf alle wiederherstellenden Zahlenreihen der Tabelle zu konzentrieren.

Im angegebenen Kapitel sind die Normen der Laborwerte bei Erwachsenen beigefügt.

© Г. П. Грабовой, 1999

Einige Angaben über die Norm von einzelnen Laborwerten sind durch Angaben ersetzt, welche (hauptsächlich im europäischen Teil Eurasiens) in den meisten Fällen durch unifizierte Methoden entstanden sind.

Für die Regionen mit extremeren klimatischen Bedingungen (äußerster Norden, Nord - Osten, Süden), und auch in Abhängigkeit von genetischer Adaptation der Bevölkerung an diese Bedingungen soll man die Korrektur in die beigefügte Anzeige eintragen.

Alle Laborwerte des Blutes sind für die Proben angeführt, die um 7 – 8 Uhr morgens nach 12-14 Stunden nächtlichen Fastens abgenommen sind, weil auf diese Messwerte wesentlich zirkadiane Tag – Nacht - Schwingungen wirken.

Laborwerte sind in dem alten Einheiten - System und in dem internationalen Einheiten - System (SI) angeführt.

BLUTSYSTEM - 148542139

Tabelle 1

Peripherisches Blut - 4181521

Messwert	Widerherstellende Zahlenreihe	Einheiten	SI -Einheiten
1	2	3	4
Hämoglobin	4218543		
Männer	81432142	13 -17,5g/dl	130-175 g/l (2,02-2,71 mmol/l)
Frauen	2154321	12 - 16 g/dl	120-160 g/l (1,86 –2,48 mmol/l)
Erythrozyten:	518432129		
Männer	81543212	4,0 -5,6 Mio.in 1 mkl	4×10^{12}- $5,6 \times 10^{12}$/l
Frauen	2143215	3,4 - 5,0 Mio. in 1 mkl	$3,4 \times 10^{12}$-$5,0 \times 10^{12}$/l
Pigmentgehalt	81432152	0,86 – 1,1	0,86- 1,1
Leukozyten: [1]	514854240		
Männer	514852187	4300- 11300 / µl	$4,3 \times 10^9 – 11,3 \times 10^9$/l
Frauen	8231454	3200 -10200 / µl	$3,2 \times 10^9$- $10,2 \times 10^9$/l

[1] Zahl der Leukozyten variiert im Laufe 24 Stunden (Maximum in den Abendstunden); Erhöhung beobachten bei muskulärer Arbeit, emotionalen Stress, Aufnahme eiweißreiche Nahrung, scharfe Temperaturwechsel in der umgebenden Welt.

Kapitel 27. Norm der Laborwerte – *1489991*

1	2	3	4
Thrombozytenanzahl pro ml Blut [2]	5148154	180000 -320000[2]	180x10⁹-320x10⁹/l
Retikulozyten	518231418	2 -12 %	0,5 -1,2 %
BSG (Blutsenkungsgeschwindigkeit) [3]	514832101		
Männer	514254351	1 -14 mm/h	
Frauen	4218321	2 -20 mm/h	
Hämatoktitwert (Prozentualer Volumenteil der Blutzellen am Gesamtblutvolumen)	148542118		
Männer	5421852	40 -54 %	
Frauen	4321852	36 -42 %	

[2] Erregung des sympathiko – adrenales-Systems und physische Übungen ändern Messwert.
[3] Bei gesunden erhöht sich während d. Schwangerschaft, nach Vakzinierung, Trockenessen u. Fasten.

Tabelle 2

Leukozytenformel – 1489121

Zellen	wiederherstellende Zahlenreihe	%	Zellenanzahl x Tausend /ml Blut	In SI-Einheiten
Myelozyten	1842142	0	0	
Metamyelozyten	1844152	0	0	
neutrophile:	485148293			
stabkernige	514832102	1 - 6	40 - 300	0,04 - 0,3x10⁹/l
segmentkernige	518432128	47 - 72	2000 - 5500	2 - 5,5x10⁹/l
eosinophile [1]	5482151	0,5 -5	20 - 300	0,02 - 0,3x10⁹/l
basophile	518432120	0 - 1	0 - 65	0 - 0,065x10⁹/l
Lymphozyten	8514321	19 - 37	1200 - 3000	1,2 - 3x10⁹/l
Monozyten	514232191	3 - 11	90 - 600	0,09 - 0,6x10⁹/l

[1] Höhst niedrigster Wert: morgens, höchster: nachts.

Erythrozyten – 518432127

Erythrozyten	wiederherstellende Zahlenreihe	Einheiten	SI- Einheiten
1	2	3	4
osmotisches Erythrozytenresistenz	148542145		
minimal	18543210	0,48 – 0,46 %	
maximal	58432142	0,34 – 0,32 %	
im frischen Blut durchschnittlich	5184321	0,20 – 0,40 %	
im inkubierten Blut/d	518543299	0,20 – 0,65 %	
MCV	5184514	76 - 96 mk³	76 – 96 fl[1]

© Г. П. Грабовой, 1999

1	2	3	4
Mittlerer Hb -Gehalt pro Erythrozyten	5854321	27 - 33 np	0.42 – 0.52 fmol/ Ery
Mittlere Hb- Konzentration pro Erythrozyten	8543154	30 – 38 %	4,65 – 5,89 mmol/Ery
Diameter Erythrozyten	5142185	5 - 6,9μm 12,5% der Erythrozyten	
		7 - 8 μm - 75% Ery	
		8,1 - 9 μm-12,5% Erythrozyten	

[1] fl – Femtoliter (10^{15} l)

THROMBOZYTOGRAMM – 1845481

Thrombozyten: jung -18543213 4%
reif -4854514 81%
alt -514858451 5%
gereizt – 4851451 3%
degenerativ – 514853258 2%
Thrombozyten- Anführung mit dem Ziel der Wiederherstellung bei gegebener Abweichung
Vakuolisierte - 514231481 5%

Tabelle 3

Morphologisches Bild des Sternalpunktates – 1848432
Zellenelemente - 514321541

Zellenelemente	wiederherstellende Zahlenreihe	normaler Schwankungsbereich in %
1	2	3
nichtdifferenzierte Blasten	1845421	0,1 - 1,1
Myeloblasten	4851321	0,2 - 1,7
neutrophile:	5142184	
promyelozyten	514254355	1,0 - 4,1
myelozyten	518432125	7,0 - 12,2
metamyelozyten	5182321	8,0 - 15,0
stabkernige	514231482	12,8 - 23,7
segmentkernige	514832103	13,1 - 24,1
alle neutrophyle Elemente	5145321	52,7 - 68,9

© Г. П. Грабовой, 1999

Kapitel 27. Norm der Laborwerte – 1489991

1	2	3
Basophile aller Generationen	9998143	0 - 0,5
alle Erythrokariozyten	1894321	14,5 - 26,5
Erythroblasten	1487121	0.2 - 1,1
Pronormoblasten (Pronormozyten)	518432123	0,1 - 1,2
Normoblasten (Normozyten):	518432124	
basophile	548432125	1,4 - 4,6
polychromatophile	514832108	8,9 - 16,9
oxyphilen 518432122	518432122	0,8 - 5,6
Monozyten	5484314	0,7 - 3,1
Lymphozyten	1485321	4,3 - 13,7
plasmatische Zellen	518432134	0,1 - 1,8
retikulare Zellen	518432137	0,1 - 1,6
Megakaryozyten	514832107	0 - 0,6
Zahl der Myelokaryozyten (1000 pro µl)	5143121	41,6 - 195,2
Zahl der Megakariozyten (1000 pro µl)	5999911	20 - 100
Leukoerythroblasten Korrelation	148542199	2,1 - 4,5
Reifungsindex:	5482132	
Erythrokaryozyten	548451238	0,7 - 0,9
neutrophilen	514832105	0,5 - 0,9

Tabelle 4

Lymphadenogramm beim Berechnen auf 1000 Zellen -1891821

Zellentyp	wiederherstellende Zahlenreihe	normaler Schwankungsbereich in %
Lymphoblasten	5148213	0,1 – 0,9
Prolymphozyten	518432135	5,3 – 16,4
Lymphozyten	5421532	67,8 – 90,0
Retikulare Zellen	5182134	0 – 2,6
Plasmozyten	5482142	0 – 5,3
Monozyten	548432188	0,2 – 5,8
Wohlbeleibte Zellen	543218823	0 – 0,5
Neutrophilen Granulozyten	5145421	0 – 0,5
Eosinophile - » -	5488121	0 – 0,3
Basophilen - » -	5821452	0 – 0,2

© Г. П. Грабовой, 1999

Tabelle 5

Splenogramm beim Berechnen auf 1000 Zellen - 1899145

Zellentyp	wiederherstellende Zahlenreihe	normaler Schwankungsbereich in %
Lymphoblasten	1854548	0 – 0,2
Prolymphozyten	5842214	1 – 10,5
Lymphozyten	8542145	57 – 84,5
retikulare Zellen	9999991	0,5 – 1,8
Plasmozyten	8887777	0 – 0,3
Erythrokaryozyten	8914214	0 – 0,2
Myelozyten	514832191	0 – 0,4
Metamyelozyten	584321591	0 – 0,1
neutrophile Granulozyten	548132174	1,0 – 7,0
eosinophile - » -	5485142	0,2 – 1,5
basophile - » -	3214852	0,1 – 1,0

Tabelle 6

Gerinnungssystem des Blutes und Fibrinolyse –751483218

Anzeiger	wiederherstellende Zahlenreihe	Einheiten
1	2	3
Blutgerinnungszeit:	51432141	
venöse	5851321	5 -10 min.
kapillare	3148514	Beginn 30 Sek.-2 Min Ende 3-5 Min
Blutungszeit	51454328	Nicht mehr als 4 min.
Thromboelastographie:	514832193	
Reaktionszeit (R)	548543234	5 -7 min.
Koagulationszeit (K)	5158321	3 -5 min
Max. Amplitude (MA)	5483248	45 – 55 mm
Plasmenrekalzifikationszeit	51485432	60 – 120 Sek.
Toleranz des Plasmazitrat zu Heparin	5488312	10 – 16 min.
bei 75 % der Menschen[2]		10 – 14 min.
bei 90 % der Menschen[2]		10 – 16 min.
Toleranz des Oxalatenplasmas zu Heparin	5488345	7 – 15 min.
Toleranz des Plasmas zu Protaminsulphat	5488314	7 – 9 Sek.

[1] Im Klammern – SI-Einheiten
[2] Nach Angabe der verschiedenen Autoren

© Г. П. Грабовой, 1999

Kapitel 27. NORM DER LABORWERTE – 1489991

1	2	3
Prothrombinzeit (Thromboplastinzeit) des Plasmas	5488415	Index 90-105%, oder 12-20 s.
Prothrombinzeit (Thromboplastinzeit) des Kapillarblutes	514231499	Index 93 – 107 %
Antithrombinaktivität	514852191	90 – 110 %
Prothrombinbedarf	8542314	80 – 100 %
Fibrinolytische Aktivität des Plasmas	3148542	3 – 4 Stunden
Plasmafibrinogen (Gewichtsmethode)	4851321	200-400 mg% (2-4 g/l)[1]
Plasmafibrinogen (kalorimetrische Methode)	514832192	250-300 mg% (2,5-3g/l)[1]
Plasmafibrinogen (nach Ruthberg)	5145142	8-13 mg/ml (8-13 g/l)[1]
Plasmafibrinogen B	14814325	wird nicht bestimmt
Fibrin stabilisierender Faktor (XIII)	485142175	40 – 50 Einheiten
Thromboplastinerzeugungstest (Plasma, Thrombozyten, Serum)	514832194	7 – 12 s
Faktor II- Konzentration (Prothrombin)	4854451	85 – 110 %
- » - V - » - (Proakzelerin)	548132132	85 – 110 %
Faktor- VIII - Konzentration	54321483	80 – 100 %
Faktor- X – Konzentration	45481451	60 – 130 %
Faktor- VII - Konzentration	5485145	65 – 135 %
Fibrindegradations - Produkte	1483214	negative Reaktion
Teilweise aktivierte Thromboplastinzeit	4518231	35 – 50 s
Lösliche Fibrinmonomerkomplexe in Plasma	518432132	0,35 – 0,47 Einheiten
Thrombozytenadhäsivität	5481253	25 – 55 %
Aggregationszeit bei Stimulierung ADF	1483545	75 – 195 s
Desaggregationszeit	5483212	45 – 175 s

Tabelle 7
Feststellung der Blutgruppe nach dem ABO – System mit der Hilfe von Standardserum – 148542117

Untersuchendes Blut gehört zu Gruppe	wiederherstellende Zahlenreihe [2]	Reaktionsresultat mit standardisiertem Serum			
1	2	3	4	5	6
		0αß (1)	Aß (II)	Bα(III)	AB(IV)
0(1)	148542188	-	-	-	-
A(II)	145432171	+	-	+	-
B(III)	1454213	+	+	-	-
AB(IV)	4444888	+	+	+	-

[1] Zahlenreihe stellt jede Blutgruppe wider her. [2] Zahlenreihen stellen entsprechende Blutgruppe wider her

© Г. П. Грабовой, 1999

Tabelle 8
Untersuchung der Blutgruppen nach ABO – System mit Hilfe von Standarderythrozyten – 1834567

Untersuchendes Blut gehört zu Gruppe	wiederherstellende Zahlenreihe	Resultat der Reaktion mit standardisierten Erythrozyten		
		0(I)	A(II)	B(III)
0αß (I)	148542185	-	+	+
Aß (II)	145432182	-	-	+
Bα (III)	1454213	-	+	-
AB (IV)	4444888	-	-	-

URIN – 1852155

Physikalische Eigenschaften - 85432181

	wiederherstellende Zahlenreihe	
Urinmenge/d	1821452	800 – 1500 ml [1]
verhältnismäßige Dichte in Frühportion	1824351	1020 – 1026 [2]
Maximale osmotische Konzentration	5432152	910 mosm/l
Farbe	5143212	strohfarbig
Transparenz	3814321	transparent

[1] unter physiologischer Bedingung ruft die Polyurie Verstärkung des Verlangens nach Flüssigkeit und neurogene Faktoren hervor.
[2] Im Laufe von 24 Stunden variiert der Wert in einem weiten Bereich.

Tabelle 9

Chemische Bestandteile – 1485218

Anzeige	wiederherstellende Zahlenreihe	Einheiten	SI- Einheiten
1	2	3	4
Reaktion	51432181	neutral oder schwachsauer [1]	
Eiweiß	54321858	fehlt, Spuren (25-70 mg/d) [2]	0,025 – 0,070 g/d

[1] alkalische Reaktion erscheint bei Gemüsediät, alkalischem Trinken, in der Höhe des Verdauens.
[2] Transitorische Proteinurie entsteht als Resultat muskuläre Arbeit, physische Belastung.

© Г. П. Грабовой, 1999

Kapitel 27. Norm der Laborwerte – 1489991

1	2	3	4
Zucker	5432841	fehlt, Spuren (nicht mehr als 0.02%) [3]	
Aceton	543218848	fehlt	
Ketonkörper	5185411	fehlt	
Urobilinkörper	5148218	fehlt	
Bilirubin	5145821	fehlt [4]	
Ammoniak	5421321	0,6 - 1,3 g/d	36 - 78 mmol/d
Harnsäure	518888842	270-600 mg/d	1,62 - 3,6 mmol/d
Purinbasen:	9999991		
Hypoxanthin	1998214	9,7 mg/d	
Xanthin	5148211	6,1 mg/d	
Harnstoff	5814321	20 - 35 g/d	333,0 - 582,8 mmol/d
Kreatinin:	5854321	0,5 -2 g/d	4,4 - 17,6 mmol/d
Männer	814254351	1 - 2 g/d	8,8 - 17,6 mmol/d
Frauen	5182843	0,5 - 1,6 g/d	4,4 -1 4,08 mmol/d
Kreatin	518432139	fehlt	
α-Amylase	5821341	20 - 160 mg Stärke (h/ml)	20 - 160 g(h/l)
Uropepsin	518432179	38 - 96 mg/d	
Kalium	5142311	1,5 - 3 g/d	38,4 - 76,7 mmol/d
Natrium	5148211	3 - 6 g/d	130,5 - 261,0 mmol/d
Chlor	5148544	120 - 170 mäq/l (600-740 mg%)	120 - 170 mmol/l
anorganische Phosphor	5184322	0,6 - 1,2 g/d	0,019 - 0,038 mmol/d

[3] Funktionelle Glukosurie entsteht bei emotionaler Anstrengung, Zuckerüberfluss in der Nahrung, Anstieg von Adrenalin.
[4] Aufnahme von Antipyrin erzielt falsch-positive Reaktion.

Urinsediment – 5148211

	wiederherstellende Zahlenreihe	
Epithelzellen	8148211	0-3 im Sichtfeld
Leukozyten	5188911	
Männer	5191522	0-2 - » -
Frauen	543218845	1-2 - » -
Erythrozyten	8910101	vereinzelt
Zylinder	5148514	fehlen
Schleim	5148512	fehlt
Bakterien	514831254	nicht mehr als 50000 in 1 ml
anorganisches Sediment	514218878	
bei saurer Reaktion	8432111	Harnsäure, Urate, Oxalate
bei alkalischer Reaktion	2222543	amorphe Phosphate, harnsaues Ammonium, Tripelphosphat

© Г. П. Грабовой, 1999

WIEDERHERSTELLUNG DES MENSCHLICHEN ORGANISMUS DURCH KONZENTRATION AUF ZAHLEN

Urinuntersuchungs - Methoden	wiederherstellende Zahlenreihe	Messwerte
Kakowski – Addis - Methode	514218897	
durch 24 Std. Ausscheidung mit Urin:		
Leukozyten	1234588	bis 2 000000 (2×10^6/d)
Erythrozyten	5488511	-»- 1 000000 (1×10^6/d)
Zylindern	514548823	-»- 20 000 (2×10^4/d)
Netschiporenko – Methode:	148851481	
1 ml Urin sind enthält:		
Leukozyten	5488144	bis 4 000
Erythrozyten	514548891	„ 1 000
Zylinder	1888455	0-1 auf 4 Berechnungskammern
Sternheimer – Malbin - Methode	1454588	
aktive Leukozyten pro 1 ml Urin	1454588	von 0 bis 200

Tabelle 10

Funktionelle Untersuchung der Nieren – 1485454

Art der Probe	wiederher- stellende Zahlenreihe	Methode	Ergebnis
Probe auf Verdünnung	1454818	Nach Vollgard (Belastung 1,5 l Wasser)	Mehr als 50% der getrunkenen Flüssigkeit wird nach 2 Stunden ausgeschieden, Rest nach 3 - 4 Stunden. Verhältnismäßige Dichte sinkt bis 1001 - 1003. Urinmenge in Portionen von 50 - 500 ml
Probe auf Konzentrierung	1451855	Nach Vollgard	Urinmenge in Portionen 50-60 ml, verhältnismäßige Dichte nach 4-8 Stunden erreicht 1028-1035.
Simnitzki - Probe	1458815		Urinmenge in 24 Stunden enthält 65-75% der aufgenommenen Flüssigkeit. Tagesdiurese ergibt zusammen 2/3 -3/4 der Aufnahme von 24 Stunden. Verhältnismäßige Dichte: 1004-1024.
Rehberg - Probe	1458817	Kreatinin -Bestimmung im Blut und Urin	Glomeruläre Filtration 75- 125 mg/min. Reabsorption 98,2-98,8%
Probe auf Ausscheidung von Indigokarmin	5454888	intravenöse Gabe von 20 ml 0,4% Indigokarmin	Ausscheidung von gefärbtem Urin nach 5-10 min.
Volumen der tubulären Sekretion	5884555	Einführung von Phenol - roten	Ausscheidung mit Urin nach 15 min. mind. 25% der eingeführten Farbe.

© Г. П. Грабовой, 1999

Kapitel 27. NORM DER LABORWERTE – *1489991*

Darminhalt - 1485458

	wiederherstellende Reihe	
Gesamtmenge in 24 Stunden	1823454	100 – 250 g.
Konsistenz	148543287	Geformt (weich und hart)
Form	148543290	zylindrisch
Farbe	512314542	braun
Reaktion	5485451	Neutral oder schwachalkalisch
Schleim, Blut	518432181	fehlt

Mikroskopie des Stuhls – 1854532

	wiederherstellende Reihe	
Muskelfasern	5421321	fehlen, oder treffen sich verdaute, welche Querstreifigkeit verloren
Zellgewebe	518432183	fehlt oder enthält sich einzelne Fasern
Neutrales Fett	518432187	fehlt, oder enthält sich in kleine Menge
Fettsäure und Seife	145432191	kleine Menge
Pflanzliche Zellulose	518432189	
verdaute	5182321	Vereinzelte Zellen oder Zellengruppen
unverdaute	5148345	Enthalten in unterschiedlicher Menge
Stärke	5821314	fehlt
Detritus	5142389	unterschiedliche Menge
Schleim, Epithel	8432548	fehlt
Leukozyten	82143213	vereinzelt

Chemische Bestandteile der Darminhaltes – 5145814
(Umrechnung auf 24 h-Mengen)

	wiederherstellende Reihe	
1	2	3
Stickstoff	1248510	0,25 - 2 g
Eiweiß	0100101	fehlt
Bilirubin	1484545	fehlt
Wasser	1489891	48 - 200 ml
Fette	548214583	2,5 - 10 g.
Kalium	7148565	7 - 12 mäqv
Calcium	6414854	400 - 900 mg
Koproporphyrinnen	6651049	200 - 300 µg
Natrium	5432182	1 - 5 mäqv
Urobilin	148542183	40 - 280 mg

© Г. П. Грабовой, 1999

SPEICHEL — 514821441

	wiederherstellende Reihe	
Menge	18754321	1000-1500 ml/d
verhältnismäßige Dichte	5843210	1002-1008
pH	14542108	6,0-7,9

Tabelle 11

Chemische Komponente — 14542101

Bestandteile	Widerherstellende Reihe	Inhalt in mg%	SI-Einheiten
Stickstoff (nicht eiweißhaltig)	1482314	13,0 (37% Blutstickstoff)	9,28 mmol/l
Ammoniak	5891420	2,0 - 10,0	1,2 - 6 µmol/l
Eiweiß	54854321	200,0 - 400,0	0,2 - 0,4 g/l
Calcium gesamt	5451231	4,0 - 8,0	1 - 2 mmol/l
Karbonate (CO_2)	5142843	20 - 45 ml/100 ml	
Harnsäure	5421314	1,5 (40% Harnsäure im Blut)	0,088 mmol/l
Harnstoff	54815425	11,0 (76% Harnstoff im Blut)	1,83 mmol/l
Kalium	9981521	19 - 23 mäqv/l	19 - 23 mmol/l
Phosphatide	5148512	0,005 - 0,2	0,0016 - 0,064 mmol/l
Unorganisches Phosphor	5458212	10,0 - 25,0	3,2 - 8,08 mmol/l
Chloride	514852193	30,0 - 60,0	8,46 - 16,9 mmol/l
Cholesterin	5821542	2,5 - 9,0	0,065 - 0,233 mmol/l

Magensaft — 5148210

	Widerherstellende Reihe	
Menge	5482142	2-3 l/24 h
Verhältnismäßige Dichte	5210840	1005
pH	1234542	1,6-1,8

© Г. П. Грабовой, 1999

Kapitel 27. Norm der Laborwerte – 1489991

Tabelle 12
Chemische Bestandteile - 8912014

Bestandteil	wiederherstellende Reihe	Einheiten	SI - Einheiten
Stickstoff: (nicht von Eiweiß)	814854218	20 - 48 mg%	14,3 - 34,4 mmol/l
Harnstoff und Ammoniak	548214891	7 - 14 mg%	4,99 - 9,99 mmol/l
Aminosäuren	5124312	2 - 8 mg%	1,43 - 5,7 mmol/l
Chloride	5812543	550 mg%	155,1 mmol/l
Freier Chlorwasserstoff	1584321	200mg%	20 mmol/l
Harnsäure	514832198	0,8 - 2 mg%	47,6 - 118,9 µmol/l
Kalium	4821358	21,8 - 137,7 mg%	5,6 - 35,3mäqv/l(mmol/l)
Natrium	4812844	72 - 435,4 mg%	31,3 - 189,3mäqv/l(mmol/l)

Magensaftinhalt nüchtern – 48142123		
wiederherstellende Zahlenreihe		
Menge	514854148	5 - 40 ml
allgemeiner Säuregehalt	9998111	nicht mehr als 20 - 30 Titrationseinheiten
Feie Chlorwasserstoffsäure	518432191	bis zu 15 Titrationseinheiten
Pepsin	5842144	0 - 21 mg%
Untersuchung der „basalen Sekretion"	**8142521**	
allgemeine Inhaltsmenge, gesammelten in 4 Portionen im Laufe von 60 min nach dem Absaugen der Portion nüchtern	81454322	50 - 100 ml
allgemeiner Säuregehaltigkeit des Magensaftes	5424321	40 -4 60 Titrationseinheiten; 40 - 60 mäqv/l(mmol/l) [1]
freie Chlorwasserstoffsäure	5142811	20 - 40 Titrationseinheiten; 20 - 40 mäqv/l(mmol/l) [1]
Debit- Stunde Chlorwasserstoffsäure	514254481	50 - 150mg; 1,5 - 5,5 mäqv (mmol/l) [1]
Debit-Stunde freies Chlorwasserstoffsäure	54321482	1 - 4 mäqv
Debit-Stunde von Pepsin	1234567	10 - 40 mg

[1] SI-Einheiten.

© Г. П. Грабовой, 1999

Reizmittel der Magensekretion – 12345717

	Widerherstellende Zahlenreihe	
Parenterale:	1451891	
Histamindichlorid s.c.	1248512	0,008 mg/kg
Histaminphosphat	1248542	0,01 mg/kg

Sekretorischer Effekt tritt nach 7-10 min., Maximum nach 45-60 min. auf, dauert 1-1,5 /h, nimmt stufenweise ab.
Maximale Stimulation nach Key:
    Histamindichlorid 0,024 mg/kg- 1248542(Zahlenkonzentration)
    Histaminphosphat 0,04 mg/kg – 1248542 (Zahlenkonzentration)
    30 Min. vor Histamingabe führen Antihistaminstoffe (2 ml 2%ige Lösung Suprastin).
    Insulin (12 IE sc., 0,15-0,20 IE/kg Körpergewicht i.v.
enterale, Reizmittel:
    200 ml 7-10%ige Brühe von trockenem Kraut (nach Petrowa und Riss, unifiziert)
    0,2 g Koffein in 400 ml Wasser (nach Katsch und Kalk)
    300 ml Fleischbrühe, gekocht aus 300g Fleisch in 1 l Wasser (nach Simnitzki)
    200 ml Krautsaft (nach Leporski)
    15 ml 96% Ethanol in 285 ml Wasser (nach Ermann)

Tabelle 13
Untersuchung der stimulierter Sekretion -148542173

Messwert	Widerherstellende Reihe	Reizstoff	
		Krautsaft, Brühe	Histamin
Saftvolumen /h, ml	1111211	50-110	100-150
allgemeiner Säuregehalt Titrationseinheiten	1485412	40-60	80-100
freier Chlorwasserstoff, Titrationseinheiten	148542177	20-40	65-85
Debit-Stunde von Chlorwasserstoffsäure, mäqv	1851421	1,5-6	8-14
Debit-Stunde von freier von Chlorwasserstoffsäure, mäqv	1848521	1,0-4,5	6,5-12
Debit-Stunde von Pepsin/mg	1821512	20-40	50-90

Mikroskopie des Mageninhaltes -1891512		
	wiederherstellende Zahlenreihe	
1	2	3
Stärkekörner	1894512	nachweisbar
Muskelfasern	1111110	fehlen

© Г. П. Грабовой, 1999

Kapitel 27. NORM DER LABORWERTE – 1489991

1	2	3
Fett	0124895	fehlt
pflanzliche Zellen	5814321	fehlen
Epithelium	548543281	wenig
Erythrozyten	514854251	fehlen
Leukozyten	518432199	wenige, verändert
Hefe	514854258	vereinzelnde Hefe
Sarcine	5145182	fehlen
Milchsäurestäbchen	518432197	fehlen

GALLE – 514852188

24 h – Menge   500- 1000 ml   8219931

Tabelle 14

Bestandteile der Galle (g/l) – 1548212

Bestandteil	wiederherstellende Zahlenreihe	Lebergalle	Gallenblasengalle
Stickstoff	8145214	0,8	4,9
Cholin	518432198	0,4 - 0,9	5,5
Gallensäure	1454815	7 - 14	115
Lecithin	5121314	1,0 - 5,8	35
Cholesterin	5148212	0,8 - 2,1	4,3
Eiweiß	514821447	1,4 - 2,7	4,5
Bilirubin	5182514	0,3 - 0,6	1,4
a-Amylase	1454521	6 - 16 g Stärke /(ml/h)	1,67 - 4,45 mg/(l•s)
Trypsin	514854261	50 - 500 μmol/ (ml/min.)	

Untersuchung des duodenalen Inhaltes – 215184321

1 Portion	wiederherstellende Zahlenreihe	
Menge	1245212	20 - 35 ml (10 ml in 10 min.)
Farbe	5124321	golden - gelb
Durchsichtigkeit	5124512	durchsichtig
verhältnismäßige Dichte	1891701	1007 - 1015
Reaktion	5172456	schwachalkalisch

© Г. П. Грабовой, 1999

Tabelle 15

Stimulierung des Gallenflusses - 1284521

Messwert	wiederherstellende Zahlenreihe	Galle	Galle
		in der Gallenblase	in den Gallengängen
Menge	1285514	20 - 50	30
Farbe	5124851	dunkel-braun (olivenfarbe)	goldengelb
Durchsichtigkeit	1821532	klar	klar
Verhältnismäßige Dichte	89143214	1016 - 1032	1007 - 1010
Reaktion	8432151	alkalisch	alkalisch
Bilirubin, mg%	5124814	15 - 45	18
		(SI - 256,5 - 769,7 µmol/l)	(SI - 307,8 µmol/l)

Tabelle 16

Mikroskopische Untersuchung von Galleportionen - 1485451

Messwert	wiederherstellende Zahlenreihe	Portionen		
		I	II	III
Epithelium	5184512	wenige	vereinzelte Zellen	
Leukozyten im Sichtfeld	235184321	2 - 4	5 - 10	2 - 4
Schleim	148542175	in unterschiedlicher Menge enthalten		
Kristallen von Cholesterin und Calcium bilirubinat	1485142	-	vereinzelt	-

Tabelle 17

Rückenmarkliquor – 1489100

Messwert	wiederherstellende Zahlenreihe	Einheiten	SI - Einheiten
1	2	3	4
Menge	1891421	100 - 150 ml	
verhältnismäßige Dichte	5451422	1006 - 1008	

© Г. П. Грабовой, 1999

Kapitel 27. Norm der Laborwerte – 1489991

1	2	3	4
Druck	52143213	150-200 mm Hg im Liegen	
	5214321	300-400 mm Hg im Sitzen	
Farbe	1222227	Farblos, selten gelblich, graulich	
Zytose in 1 mkl	1845451		
Ventrikuläre Flüssigkeit	5814212	0 - 1	
Zisternale Flüssigkeit	5814321	0 - 1	
Lumbale Flüssigkeit	5812432	2 - 3	
PH	514821453	7,35 - 7,80	
Gesamteiweis	775184321	15 - 45 mg%	0,15 - 0,45 g/l
Lumbale Flüssigkeit	5148512	22 - 33 mg%	0,22 - 0,33 g/l
Zisternale Flüssigkeit	5821531	10 - 22 mg%	0.10 - 0.22 g/l
Ventrikuläre Flüssigkeit	5482999	12 - 20 mg%	0.12 - 0,20 g/l
Glukose	5891488	50 - 70 mg%	2,78 - 3,89 mmol/l
Chlor - Ionen	8142835	425 - 460 mg%	120 - 130 mäq/l(mmol/l)

BIOCHEMIE DES BLUTES – 514832189

Tabelle 18

Eiweiß und Eiweißfraktionen – 185843218

Messwert	wiederherstellende Zahlenreihe	Einheiten	SI-Einheiten
Gesamteiweiß im Blutserum	1814542	6,5 - 8,5 g%	65 - 68 g/l
Albumine	815184321	4 - 5 g%	40 - 50 g/l
Globuline	5182321	2 - 3 g%	20 - 30 g/l
Fibrinogen	58432149	0,2 - 0,4 g%	2 - 4 g/l

© Г. П. Грабовой, 1999

Eiweißfraktionen[1]
(Elektrophorese auf dem Papier) – 148542138

Tabelle 19

	wiederherstellende Zahlenreihe	A.A. Pokrowski (1969), verh. %	F.I. Komarow und andere (1982), verh.%	W.G. Kolb u.andere (1976) (n=100)		
				Verh.%	g%	SI -g/l
Albumine	4821512	56,6 - 66,8	51 - 61,5	61,5 ± 0,7	4,97 ± 0,07	49,7 ± 0,7
Globulin:	5814321					
α_1	5121451	3 - 5,6	3,6 - 5,6	5,5 ± 0,21	0,45 ± 0,02	4,5 ± 0,2
α_2	8910104	6,9 - 10,5	5,1 - 8,3	6,7 ± 0,20	0,56 ± 0,02	5,6 ± 0,2
ß	1482182	7,3 - 12,5	9 - 13	9,2 ± 0,24	0,76 ± 0.02	7,6 ± 0,2
y	1424214	12,8 - 19	15 - 22	16,8 ± 0,34	1,39 ± 0,03	13,9 ± 0,3

[1] Im Blut sind 100 verschiedenen Eiweißkomponenten enthalten und werden mit der Hilfe der Elektrophorese auf der Papier getrennt in 5 Fraktionen, per Agar - Gel- in 7-8, per Stärkegel- in 16-18, durch die Immunelektrophorese – in etwa 30 Fraktionen.

Dysproteinämische Tests – 1421514

	wiederherstellende Zahlenreihe	
Weltmann-Probe	1821521	0,4 - 0,5 ml Ca-Lösung (5 - 7 Röhrchen)
Sulema-Probe	1421542	1,6 - 2,2 ml Quecksilber dichlorid
Timol-Probe	5148512	0 - 4 Einheiten

Tabelle 20

Restlicher Stickstoff und seine Verbindungen - 91854321

Messwert	wiederherstellende Reihe	Inhalt		Stickstoff in % von ganzen restlichen Stickstoffs
		In mg%	SI- IE	
		Im Blutserum		
1	2	3	4	5
Restlicher Stickstoff	5148212	20 - 40	7,06 - 14,1 mmol/l	100
Harnstoff	5432180	20 - 40	3,3 - 6,6 mmol/l	50 (46 - 60)

© Г. П. Грабовой, 1999

Kapitel 27. Norm der Laborwerte – 1489991

1	2	3	4	5
Aminosäure- Stickstoff	148542161	2,0 - 4,3	1,43 - 3,07 mmol/l	25
Harnsäure	815518432	2 - 6,4	0,12 - 0,38 mmol/l	4
Kreatin:	885184321			
Männer	295184321	0,2 - 0,7	13 - 53 µmol/l	5
Frauen	5432148	0,4 - 0,9	27 - 71 µmol/l	2,5
Kreatinin:	5148211			
Männer	5184321	1 - 2	0,088 - 0,177 mmol/l	
Frauen	5182144	0,5 - 1,6	0,044 - 0,141 mmol/l	
Ammoniak	489152141	0,03 - 0,06	21,4 - 42,8	
restliche Nichteiweißstoffe	1482155			13
(Polypeptide, Nukleotide und andere	5148514			
Xanthoproteinreaktion	54321488	20 IE		
Kreatin: des Blutes	5148215	3 - 4 mg%	229 - 305 µmol/l	
des Plasmas	1485425	1 - 1,5mg%	76,3 - 114,5 µmol/l	
Stickstoff des Harnstoffes im Blut (Harnstoff: 2,14)	5142182	9 - 14 mg%	3,18 - 4,94 mmol/l	

Tabelle 21

Anteil der wichtigsten Aminosäuren im Blutplasma - 1824542

Aminosäure	wiederherstellende Zahlenreihe	Inhalt		Aminosäure	Inhalt	
		mg%	µmol/l		mg%	µmol/l
Glykokoll	5121542	2,8 - 3,0		Arginin	1,6 - 3,0	91,8 - 172,2
Alanin	5482142	3,2 - 5,6	359,0 - 628,3	Lysin	2,1 - 5,3	143,9 - 363,1
Methionin	5481214	0,3 - 0,5	20,1 - 33,6	Glutaminsäure	0,8 - 1,1	54,4 - 74,8
Valin	518254442	2,2 - 3,2	188,1 - 273,6	Glutamin	7,5 - 8,3	513,8 - 568,6
Leucin	5185148	1,7 - 3,3	129,7 - 251,8	Prolin	2,6	222,2
Isoleucin	5152142	1,6 - 2,0	121,1 - 152,6	Serin	1,16	110,4
Tyrosin	5482142	1,4 - 1,5	77,3 - 82,8	Treonin	1,9 - 2,1	159,6 - 176,4
Phenylalanin	1854212	1,4 - 1,9	84,7 - 114,9	Histidin	1,7 - 2,1	109,7 - 135,5
Tryptophan	1854511	1,0	49,0	Zystein	2,0 - 3,0	166,6 - 249,9

© Г. П. Грабовой, 1999

Tabelle 22

Lipidkomponenten des Blutplasmas - 1845489

Lipidfraktionen	wiederherstellende Zahlenreihe	Messwert	
		Einheiten	SI-Einheiten
Lipide insgesamt[1]	1454525	350 - 800mg%	4,6 - 10,4 mmol/l
Phospholipide	5154812	150 - 380 mg%	1,95 - 4,9 mmol/l
Lipophosphat	1852312	6,1 - 14,5 mg%	1,97 - 4,68 mmol/l
neutrale Fette	1485214	0 - 200 mg%	
Triglyzeride (im Blutserum)[2]	18543215	50 - 150 mg%	0,565 - 1,695 mmol/l
Nicht ätherifizierte Fettsäure	145454577	20 - 50 mg%	0,71 - 1,75 mmol/l
freie Fettsäure	8912542	0,3 - 0,8 mäq/l	0,3 - 0,8 µmol/l
Gesamtcholesterin[2]	1482121	120 -250 mg%	3,11 - 6,48 mmol/l
Freies Cholesterins	1482541	40 - 90 mg% (30 - 40% d.ges.)	1,04 - 2,33 mmol/l
Äther des Cholesterins	1248542	90 - 135 mg% (60 - 70% d.ges.)	2,33 - 3,49 mmol/l
α-Lipoproteide(25-30%) (Lipoproteide hoher Dichte)	1454214	220 mg%	2,2 g/l
Männer	5482142	125 -4 25 mg%	1,25 - 4,25 g/l
Frauen	542143221	250-650 mg%	2,5 - 6,5 g/l
β-Lipoproteide (65-75%) (Lipoproteide niedriger Dichte)	174845421	350 - 450 mg%	3 - 4,5 g/l
		35 - 55 IE optische Dichte (turbidimetrische Methode)	

[1] Untersuchung streng nüchtern.
[2] Der Wert ist vom Alter abhängig.

Tabelle 23

Inhalt des Gesamtcholesterins in Abhängigkeit der Altersstufe - 1482152

Altersstufe in Jahren	wiederherstellende Zahlenreihe	Messwert (Keys et al.,1950)		Altersstufe in Jahren	Messwert (Friedrichsen et al., 1967)	
		mg%	mmol/l		mg%	mmol/l
1	2	3	4	5	6	7
20	1482142	101-189	2,6-4,9	0-19	120-230	3,1-5,9
30	1821251	108-218	2,8-5,7	21-29	120-240	3,1-6,2

© Г. П. Грабовой, 1999

Kapitel 27. Norm der Laborwerte – 1489991

1	2	3	4	5	6	7
40	543218891	128 - 237	3,3 - 6,2	30 - 39	140 -2 70	3,6 - 7,02
50	1489100	145 - 270	3,8 - 7,02	40 - 49	150 - 310	3,9 - 8,06
60	0018914	165 - 258	4,3 - 6,7	50 - 59	160 - 330	4,2 - 8,9
70	0010101	129 - 246	3,4 - 6,4			

Tabelle 24
Bestandteil und einige Qualitäten von Lipoproteiden des Blutserums – 1482142

Bestandteil	wiederherstellende Zahlenreihe	Lipoproteidentyp			Chilomikrone
		LPBP	LPNP	LPONP	
verhältnismäßige Dichte	5481214	1063 - 1210	1010 - 1063	1010 - 930	930
molekulare Masse	5182142	180 - 380 tausend	2 200 000	3 - 128 Mio	-
Gesamteiweiß (%)	5182414	50 - 57	21 - 2 2	5 - 12	2
>>Lipide (%)	5482121	43 - 50	78 - 79	88 - 95	98
Freies Cholesterin(%)	5121489	2 - 3	8 - 10	3 - 5	2
ätherifiziertes Cholesterin	1842514	19 - 29	36 - 37	10 - 13	4 - 5
Phospholipide (%)	514854272	22 - 24	20 - 22	13 - 20	4 - 7
Cholesterin (gesamt)	51245422				
Phospholipide, %	5148542	1,0	2,3	0,9	1,1
Uriglyceride, %	5148212	4 - 8	11 - 12	50 - 60	84 - 87

Tabelle 25
Komponenten des Kohlenhydratstoffwechsels des Blutes – 514214891

Messwert	wiederherstellende Zahlenreihe	Einheiten	SI-Einheiten
1	2	3	4
Glykogen im Blut	785184321	12 - 21 mg%	
Blutzucker	1485451		
Hagedorn- Jensen- Methode[1]			

[1] Die Methode ist unspezifisch; außer der Glukose werden auch die anderen aufbauenden (reduzierenden) Stoffe bestimmt: Glutathion, Kreatinin, Harnsäure, Askorbinsäure, Glukuronsäure usw.

© Г. П. Грабовой, 1999

1	2	3	4
unversehrtes Blut	1234681	80-120 mg%, von dem:	4,44-6,66 mmol/l
		15-30%- reduzierende Stoffe	
		55-90 mg% - Glukose	3,05-5,27 mmol/l
Orthotoluidin-Methode [2]:	148542163		
unversehrtes Blut	1485418	60-100 mg%	3,33-5,55 mmol/l
Plasma	548214547	60-110 mg%	3,33-6,1 mol/l
Glukoseoxidasen Methode [3]:	5451481	56-94 mg%	
Glukose unversehrtes Blutes	5184512	56-94 mg%	3,10-5,21 mmol/l
-»- Plasma und Serum	5148512	55-100 mg%	3,05-5,55 mmol/l
Fruktose	5182142	0,1-0,5 mg%	0,56-2,77 mmol/l
Galaktose des Serums	1821421	2-17 mg%	0,11-0,94 mmol/l
Milchsäure	5421431	9-16 mg%	0,99-1,78 mmol/l
Pyroweintraubensäure	5481214	0,4-0,8 mg%	45,6-91,2 mkmol/l
Azeton	5142182	fehlt	
ß-Oxyfettsäure	1821451	2,5-6 mg%	0,43-1,033 mmol/l

[2] Enthält nicht die volle Spezifität, weil außer Glukose auch Galaktose, Xylose, Dextran, Hexose, Pentose, Disaccharide, Glukuronsäure mit Orthotoluidin zusammenwirken. Das Wert überhöht den Gehalt von Hämoglobin, Bilirubin und Eiweiß im Blut [3]hochspezifische Methode aber 3 Tage zuvor soll man die Askorbinsäure und Antibiotika der Tetracyclinereihe absetzen.

Tabelle 26
Kohlenhydrathaltiges Eiweiß und seine Komponenten – 5148512

Messwert	wiederherstellende Zahlenreihe	Einheiten	SI-Einheiten
Glukoproteine	5184542	120-160 mg%	1,2-1,6 g/l
Serum –Hexose verbunden mit Eiweiß	1482154	105-115 mg%	1,05-1,65 g/l
Serummukoide:	5121481		
enthaltene Hexose	1425128	22-28 mg%	0,22-0,28 g/l
turbidimetrische Methode	4812523	0,13-0,20 IE optische Dichte	
Sial-Säure	5142821	135-200 bedingte Einheiten 62-73 mg% N-Azetylraminsäure	2,0-3,36 mmol/l
Messwerte des Pigmentstoffwechsels im Blut – 548132177			
Gesamtbilirubin	5414218	0,65(0,5-1,2)mg%	11,12(8,6-20,5) mkmol/l
-»- gebunden	5128143	0,15 mg%	2,57 mkmol/l
-»- freie	52143218	0,50mg%(75%v.ges.)	8,6 mkmol/l

© Г. П. Грабовой, 1999

Kapitel 27. Norm der Laborwerte – 1489991

Tabelle 27

Messwerte des Mineralien - Stoffwechsels im Blut - 518431181

Messwert	wiederherstellende Reihe	Einheiten	SI-Einheiten
Serum- Kalzium	1485321	9-12 mg% (4,5-6 mäq/l)	2,25-3,0 mmol/l
Magnesium im Blutserum	514831298	1,7-2,4 mg% (1,5-2,0 mäq/l)	0,70-0,99 mmol/l
Chlorid-Ionen im Serum	1482182	340-390 mg% (95-110 mäq/l)	95,9-109,9mmol/l
anorganisches Phosphor im Serum	1482152	2-4 mg% (1,2-2,3 mäq/l)	0,65-1,30 mmol/l
Serum- Eisen	1481521	70-170mkg%	12,5-30,4 mkmol/l
freies Transferrin	18543216	0,150-0,230mg%	0,0015-0,0023g/l
Transferrin gesamt	1821542	0,300-0,400 mg%	0.,0030-0,0040g/l
Serum-Kupfer	1481214	70-140 mkg%	11,02-22,04 mkmol/l
Ceruloplasmin	1482182	27+-1,44mg%	0,27+-0,014g/l
Kalium: Plasma	1421542	13,6-20,8 mg% (3,48-5,3 mäq/l)	3,48-5,3 mmol/l
-»- Erythrozyten	5124821	305-374 mg% (77,8-95,7 mäq/l)	77,8-95,7 mmol/l
Natrium: Plasma	1421542	300-360 mg% (130,5-156,6 mäq/l)	130,5-156,6 mmol/l
-»- Erythrozyten	1482121	31-50 mg% (13,48-21,75 mäq/l)	13,k48-21,75 mmol/l
Lithium	514821458	0,35-1,4 mg% (0,5-2 mäq/l)	0,5-2,mkmol/l

Tabelle 28

Messwerte des Säure-Basen-Verhältnisses im Blut - 1454821

Messwert	wiederherstellende Reihe	SI- Einheiten
1	2	3
Konzentration der Wasserstoff- Ionen (pH):	1897012	
Männer	0014248	7,36-7,42
Frauen	0148000	7,37-7,42

© Г. П. Грабовой, 1999

1	2	3
Partielle Druck CO^2 (pCO^2):	5182421	
Männer	5128314	35,8-46,6 mmHg
Frauen	2185432	32,5-43,7 mmHg
Pufferbasen (PB)	514821461	44,9-51,9 mäq/l Blut
Base- Überschuss (BE)	1482185	
Männer	5148218	2,4-2,3 mäq/l Blut
Frauen	2100011	3,3-1,2 mäq/l Blut
Bikarbonatstandard (SB)	1845421	18,8-24,0 mäql Plasme
Echtes Bikarbonat (AB)	555184321	21,3-24,8 mäq/l Plasma
Gesamtes CO^2	3148222	21-26 mäq/l Plasma

Aktivität der Blutfermente – 1482542

Messwert	Widerher-stellende Zahlenreihe	Einheiten	SI- Einheiten
1	2	3	4
α-Amylase im Blutserum	148542114	12-32 mg Stärke (mg/h)	12-32 g/(h* l)
Aspartataminotransferase	148582114	8-40 Einheiten	0,1-0,45 mmol/(h*l)
Alaninaminotransferase	1824821	5-30 Einheiten	0,1-0,68 mmol/(h*l)
Lactatdehydrogenase gesamt	1482542	0,8-4,0 mkm Pyruvat (ml/h)	0,8-4,0 mmol/(h*l)
Lactatdehydrogenase harnstoffstabil	5481212	25-36 % v. gesamten	
Cholinesterase	1821541	160-340 mkm Essigsäure (ml*h)	160-340 mmol/(h*l)
γ-Glutamyltranspeptidase	1482542		0,6-3,96 mmol/(h*L)
Lipase	5821321	0,28 ME/l	
Alkalische Phosphatase gesamt	1481212	1-3 mkmol Paranitrophenol(ml*h)	1,0-3,0 mmol/(h*l)
Alkalische Phosphatase gesamt		0,5-1,3 mkmol anorganischer Phosphor(ml*h)	
Isoenzyme	1215421	bis 20% v.gesamten	
saure Phosphatase gesamt	1248212	0,025-0,12 mkmol anorganischer Phosphor(ml*h)	
Trypsin	148542187	1-4 mkmol(ml/min)	60-40mkmol(ml´h)
Fruktoso-1-phosphataldolase	1821512	Einheiten	
Fruktoso-1,6-phosphataldolase	1482543	3-8 Einheiten	
Sorbitoldehydrogenase	1421821	0-0,02 mkmol/(ml*h)	

© Г. П. Грабовой, 1999

Kapitel 27. NORM DER LABORWERTE – 1489991

1	2	3	4
Glukoso-6 phosphatdehydrogenase in Erythrozyten	148542152	negativ	
Kreatinphosphokinase gesamt	1851421	10-110 ME	0,60-66 mmol anorganischer Phosphor/(h*l)
Isoenzyme KFK:	5148212		
BB	5182411	fehlt	
MB	5843212	4-6% vom gesamten	
MM	4821542	94-96% vom gesamten	

Einige immunologische Messwerte des Blutes – 148542153

	wiederherstellende Zahlenreihe	
Antigialuronidase	4812153	bis 300 Einheiten (AEHyS)
Antistreptolysin-O	1454512	250 Einheiten
Waaler-Rose - Test	1482125	Vorhanden v. Agglutination bis titer1:20
Serum - Lysozym	1821542	8-12 mkg/ml
Serum-Properdin	1821543	20-80 hämolytischen Einheiten
Serum-Komplement	1854521	20-50 hämolytischen Einheiten [1]
Rheumatoide - Faktor	1821521	Vorhanden v. Agglutination bis Titer 1:20
α-Fetoprotein	5821432	negativ
C-reaktive Protein	5182421	negativ
Antikörper zu Leukozyten	5148123	fehlt
Antikörper zu DNS	1482482	fehlt
Krebs- Antigene	481854224	fehlt

[1] Bei Frauen bis zu 10% niedriger als bei Männern; in der Schwangerschaft reduziert auf 30% des Wertes der Männer

Tabelle 29
Gehalt der Immunglobuline im Blutserum - 1481521

	wiederher-stellende Zahlenreihe	Typ der Immunglobulinen					
		M		G		A	
		mg%	g/l	mg%	g/l	mg%	g/l
Männer	5821451	55-141	0,55-1,41	664-1400	6,64-14,0	103-404	1,03-4,04
Frauen	3215214	37-195	0,37-1,95	587-1630	5,87-16,3	54-343	0,54-3,43

© Г. П. Грабовой, 1999

Tabelle 30

Gehalt von T- und B- Lymphozyten im Blut – 1482123

Zellen	wiederherstellende Zahlenreihe	%	Absolute Zahl in 1 mkl des Blutes
T-Lymphozyten	5814321	74,08 ± 0,96	1549,58 ± 69,35
B-Lymphozyten	1458512	21,5 ± 0,85	432,88 ± 27,5

ANZEIGE DER SYSTEMAKTIVITÄT DER NEUROENDOKRINEN REGULATION [1,2] - 518432121

Hypophyse-Nebennierensystem – 514831299

Tabelle 31

Gehalt von Hormonen im Blut – 5148212

Hormone	wiederherstellende Zahlenreihe	Gehalt im Blut		Methode
		Einheiten	SI-Einheiten	
Adrenokortikotrope Hormone (AKTH)	148542191	75-150 pg/ml	16,4-32,8 mmol/l	radio-immuno-logische (RIA)
17-Oxikortikosteroide des Serum	1482542	10-25 mkg/100ml	280-700 nmol/l	kolori metrische
11-Oxikortikosteroide:	1854512			
gesamt[2]	5184999	14-23 mkg/100ml	280-700 nmol/l	fluori-metrische
freie [3]	5199421	5-10% von gesamt		dasselbe
Kortisol	5851422	5-23 mkg/100ml	140-640 nmol/l	radio-immuno-logische
(Hydrokortison)	5185142	58 ± 5,8 ng/ml	160,1 ± 16 nmol/l	dasselbe

[1] Im fortgeschrittenen Alter Gehalt von Hormonen im Blut niedriger.
[2] Der Unterschied in den Messwerten eines und desselben Hormones im Blut bei der radioimmunologischen und Saturationen Methoden ist durch die benutzten Proteine bedingt.
[3] In der Schwangerschaft erhöht sich der Wert fast um das Doppelte.

© Г. П. Грабовой, 1999

Kapitel 27. NORM DER LABORWERTE – 1489991

Tabelle 32
Gehalt von Hormonen und ihren Metaboliten im Urin - 5182321

Stoff	wiederherstellen-de Zahlenreihe	Gehalt im 24-Stuinden Urin		Methode
		Einheiten	SI-Einheiten	
17-Ketosteroide:	5148512			
Frauen	5148212	6,4-18,0mg/s	22,2-62,6 mkmol/s	kalorimetrische
Männer	9999991	6,6-23,4mg/s	22,9-81,3 mkmol/s	
17-Oxikortikosteroide	1821000			
summare s.o.	0018542	1,5-7,4 mg/s	4,1-13,7 mkmol/s	dieselbe
freie	4821322	bis zu 7 % von summaren		
Kortisol (Hydrokortisol)	1454542	10-100 mkg/s	27,6-276 nmol/s	radio-immunologische

Tabelle 33
Hypophysen - Gonaden- System – 1821454

Hormone	wiederherstellende Zahlenreihe	Männer	Frauen				
			Zyklusphase [1]			Schwangerschaft	Menopause
			I	II	III		
im Blutplasma(RIA)	5148512						
luteinisierende, Med/ml	514852199	6-23	5-30	75-150	3-40		3-200
follikelstimulierende, Med/ml	5485154	4-25		4-30			4-25
laktogene(Prola-ktin), ng/ml, mkg/l	1458215	<20	<23	5-40		<400	
Testosteron, ng/100ml	5145421	572		37		114	
Progesteron ng/ml	51421541	0,12-,30	0,02-0,9	6-30		80-200	
Summare s.o. Östrogene, ng/ml	52143219	40-115	61-394	122-437	156-350	700-31000	
Östriol, ges,ng/ml	5184214	<2	<2			30-350	<10
Dehydro-epiandrosteron (DGEA)ng/ml	1821542	1,7-4,2	2,0	5,2	7,18	0,5-43	
im Urin	5182132						
Östrogene summäre(RIA)mkg/s	5214321	5-25	5-25	28-100	22-80	bis 45 Tsd.	
DGEA, mg/s	514821465	0-4		0-12	0-4,2		

[1] Zyklusphasen:1-folliculäre, II- Zyklus-Mitte, III Lutein-Phase.

© Г. П. Грабовой, 1999

Tabelle 34

Renin – Aldosterones System – 1482152

Wert	wiederherstellende Zahlenreihe	Einheiten	SI-Einheiten
Renin -Aktivität der Plasmas: in liegender Lage - » - stehender	1482154 1821321 5432151	1,6 ± 1,5mkg(l/h) 4,5 ± 2,9mkg(l/h)	
Aldosteron im Plasma: im Lage liegend - » - stehend Aldosteron im Urin (säure-labile Konjugate)	1482159 9149999 9114801 1482185	3-10 ng/100ml 5-30 ng/100 ml 3-15 mkg/s	0,08-0,28 pmol/l 0,14-0,83 pmol/l 0,083-0,42 nmol/s

Tabelle 35

Schilddrüsen-Hormone – 81432157

Wert	wiederherstellende Zahlenreihe	Einheiten	SI-Einheiten
Plasma	**4814825**		
Thyroxin ges.: Erwachsene Neugeborene	5481214	5-10mkg/100ml 11,5-24mkg/100ml	65-129pmol/l 148-310pmol/l
freies Thyroxin	1484545	0,02-0,04 % vom gesamten	
freies Trijodthyronin	5481545	230-660ng/100ml	3,54-10,2pmol/l
thyreotropes Hormon	4854515	2-3,7mk IE/ml	2-3,7mME/l
eiweißgebundene Jod	1845421	3-7mkg/100ml	0,24-0,55mkmol/l

Tabelle 36

Biogenen Aminen – 4148214

Messwert	wiederherstellende Zahlenreihe	Einheiten	SI-Einheiten
1	2	3	4
Katecholamine im Urin: Adrenalin	148542192 1854215	17,5 ± 1,6mkg/s (0,5 - 34,5mkg/s)	32,5 ± 2,2nmol7s (2,7 - 188,4 nmol/s)
Noradrenalin	8214854	36,4 ± 6,6mkg/s (0 - 81,4mkg/s)	76,6 ± 6,3nmol/s (0 - 481,1nmol/s)
Dopamin	5821545	194,0 ± 16,0mkg/s (18,5 - 370,0mkg/s)	487,0 ± 36,9nmol/s (121,4 - 2425nmol/s)

© Г. П. Грабовой, 1999

1	2	3	4
Vanillinmandelsäure (VMK)	514821478	0 - 7,5mg/s (2,9 ± 0,3mg/s)	0 - 37,0mkmol/s (14,3 ± 1,5mkmol/s)
Homovanilinsäure	5148215	2,9 ± 0,2mg/s (0,5 - 4,6mg/s)	16,1 ± 0,8mkmol/s (7,1 - 25,1mkmol/s)
5-Oxindolinessigsäure ((5-OIES)	1854212	2 - 3,9mg/s	10,7 - 20,5mkmol/s
Serotonin im Blut	5148123	0,1 - 0,3mkg/ml	340 - 1100nmol/l
Histamin -»-	514854291	0,02 - 0,07mkg7ml	539 - 899nmol/l

Tabelle 37

Andere Hormone – 518214831

Messwert		wiederherstellende Zahlenreihe	Einheiten	SI-Einheiten
Somatotropes- Hormon:		514821479		
	Männer	54321487	0,025-0,5mg/ml	0,025-0,5mkg/l
	Frauen	5185214	0,081-3,36mg/ml	0,081-3,36mkg/l
Blut-Insulin		5845421	5-20 MED/l	36-143pmol/l
Gastrin		9990185	20-90ng/ml	20-90mkg/l
Glucagon im Blut pankreatisch		5482157	30-120ng/ml	30-120ng/l
C-Peptid im Blut		45481422	1,0-4,5ng/ml	1-4,5mkg/l

© Г. П. Грабовой, 1999

ANHANG 1

Konzentration auf achtstellige Zahlen

Diagnose - Zahlenkonzentration – Seite (Zeile)

Adenom der Vorstehdrüse – 51432144 – 156(15)
Adrenogenitales Syndrom – 45143213 – 107(09)
Allergische Pneumonie – 51843215 – 108(09)
Allergische Laryngitis – 58143214 – 107(25)
Respiratorische Allergose – 45143212 – 107(15)
Aneurysma – 48543218 – 156(22)
Anämien – 48543212 – 79(14), 108(29)
Anomalie der Geburtstätigkeit – 14891543 – 121(10)
Appendizitis – 54321484 – 157(01)
Atherosklerose – 54321898 – 46(01)
„Katzenkratz – Krankheut" – 48145421 – 92(25)
Bartholinitis – 58143215 – 125(30)
Bauginitis – 58432148 – 62(17)
Asthma bronchiale – 58145428 – 109(14)
Bronchiolitis – 89143215 – 57(19)
Bursitis – 75184321 – 17(08)
Variköse Venenerweiterung den Samenleiter – 81432151 – 157(20)
Viriles Syndrom – 89143212 – 85(19)
Augenlinse – Luxation – 25184321 – 181(01)
Galaktosämie – 48125421 – 109(31)
Gasgangrän – 451143218 – 158(05)
Hämorrhagische Diathese, bestimmt durch die Gefäßpathologie - 54815438 – 81(19)
Hämoblastose außerhalb Knochenmarks – 54321451 – 81(01)
Hämorrhoiden – 58143219 – 158(15)

© Г. П. Грабовой, 1999

Akute Hepatitis – 58432141 – 64(01)
Hepatozerebrale Dystrophie – 48143212 – 131(04)
Hydrozephalus – 81432143 – 81432143 – 131(01)
Hymenolepiasis – 54812548 – 94(01)
Funktionelle Hyperbilirubinämie - 84514851 – 65(15)
Hyperinsulinismus – 48454322 – 85(24)
Portale Hypertension – 45143211 – 110(20)
Hypogonadismus – 48143121 – 86(08)
Zahnschmelzhypoplasie – 74854321 – 187(04)
Kapitel 16. Kinderkrankheiten – 18543218 – 107(04)
Kapitel 21. Haut und Geschlechtskrankheiten– 18584321 – 148(04)
Kapitel 22. Chirurgische Krankheiten – 18574321 – 156(04)
Kapitel 3. Sepsis – 58143212 – 43(04)
Hernie – 95184321 – 158(24)
Dakryozystitis – 45184321 – 181(27)
Divertikeln - 48543217 – 158(33)
Dyskinese der Gallengänge – 58432144 – 67(05)
Dyskinese des Darm – 54321893 – 67(09) ^
Eustachiitis – 18554321 – 174(10)
Erkrankungen der Milchdrüsen – 48123147 – 122(15)
Erkrankungen, bestimmt durch Einwirkung von biologischen Faktoren – 81432184 – 89(29)
Fremdkörper – 54321545 – 174(19)
Fremdköper der Speiseröhre - 14854321 – 160(09)
Lungeninfarkt – 89143211 – 57(31)
Izenko – Cushing- Krankheit – 54321458 – 87(20)
Candidose (Candidomykosis, Soor) – 54842148 – 68(32)
Katatonisches Syndrom – 51843214 – 140(28)
Cephalohämatom – 48543214 – 119(31)
Eierstockzystom – 58432143 – 126(19)
Unspezifische Colitis ulzeröse – 48143211 -161(01)
Kraurosis der Vulva – 58143218 – 127(03)

© Г. П. Грабовой, 1999

Nasenbluten (Epistaxis) – 65184321 – 174(31)
Morbus Crohn – 94854321 – 162(05)
Pterygium – 18543212 – 182(21)
Labyrinthitis – 48154219 – 175(01)
Leukemoide Reaktionen – 5814321 – 81(29)
Bunte Flechte (kleiartig) - 18543214 – 151(06)
Mastopathie – 84854321 – 162(33)
Dienzephal – Hypophysere - Insuffizienz -48143214 – 87(25)
Mesotheliom – 58912434 – 36(32)
Meningitis – 51485431 – 132(05)
Metagonimose – 54812541 – 94(10)
Myelopathie – 51843219 – 132(18)
Myokardiodystrophie – 85432104 – 48(13)
Uterusmyom – 51843216 – 127(21)
Narkolepsie – 48543216 – 133(19)
Vererbte Ovalozytose (Elliptozytose) – 51454323 – 82(23)
Neurosen – 48154211 – 141(20)
Syndrom unzureichende Nahrungsresorption (Malabsorptionssyndrom) – 48543215 – 70(06)
Kreislaufinsuffizienz – 85432102 – 48(29)
Okklusion der Magistralen Arterien – 81543213 – 163(22)
Gürtelrose – 51454322 – 134(09)
Rückenmarktumoren – 51843210 – 134(19)
Herabhängen des Oberlides (Ptose) – 18543121 – 183(14)
Windpocken – 48154215 – 99(13)
Epiphysere Osteomyelitis – 12345895 – 120(12)
Akute respiratorische Erkrankungen – 48145488 – 99(24)
Lungenödem – 54321112 - 49(08)
Otitis – 55184321 – 176(32)
Parodontose – 58145421 – 188(13)
Pedikulose – 48148121 – 100(08)
Periarteriitis nodosa – 54321894 – 54(25)

© Г. П. Грабовой, 1999

Pyelonephritis – 58143213 – 77(04)
Pyodermie – 51432149 – 152(01)
Magenpneumatosis – 54321455 – 70(30)
Chronische Pneumonie – 51421543 – 114(20)
Leberschädigung – 48145428 – 91(04)
Angeborene Herzfehler – 14891548 – 114(30)
Postnatale Periode (normal) – 12891451 – 123(09)
Postnatale Periode (pathologisch) – 41854218 – 123(12)
Presenile (altersbedingt, involutioneale Psychose – 18543219 – 142(05)
Fortschreitende Muskeldystrophie – 85432183 – 136(08)
Psychoorganisches Syndrom – 51843212 – 142(20)
Krebs der Vagina und äußeren Geschlechtsorganen – 12589121 – 38(33)
Harnblasenkrebs – 89123459 – 40(16)
Nierenkrebs – 56789108 – 40(32)
Multiple Sklerose – 51843218 – 136(26)
Sarkoma der Weichteilgewebe – 54321891 – 42(13)
Cerumen – 48145814 – 177(28)
Magenausgangstenose – 81543211 – 166(20)
Strongyloidose – 54812527 – 94(21)
Krampfe – 51245424 – 116(23)
Toxische hämolytische Anämien – 45481424 – 109(04)
Chronische Tonsillitis – 35184321 – 178(15)
Traumatische Enzephalopathie – 18543217 – 143(30)
Riss (Schrunde) des Analganges – 81454321 – 166(27)
Favismus – 54321457 – 83(32)
Phlegmone – 48143128 – 167(30)
Phlegmone Neugeborenen – 51485433 – 120(23)
Zystitis – 48543211 – 78(14)

© Г. П. Грабовой, 1999

Schädel-Hirn-Trauma – 51843213 – 137(31)
Schistosomiasis (Bilharziose) – 48125428 – 95(22)
Ösophagitis – 54321489 – 73(14)
Eidi-Syndrom – 18543211 – 138(01)
Lungenemphysem – 54321892 – 60(22)
Akute Enteritis – 54321481 – 73(24)
Exsudative Enteropathie – 48123454 – 74(23)
Virus – Enzephalitis – 48188884 – 138(06)
Erytheme nodosa – 15184321 – 154(28)
Erosion der Hals Uteri – 54321459 – 129(15)
Einfache Dünndarmulkus – 48481452 – 75(01)

Tabelle. Widerherstellende Zahlenreihe bei unbekannten
Diagnosen, Erkrankungen und Zuständen – 190
Hals – 18548321 – 190(30)

Norm der Laborwerten – 191(06)

Tabelle 1. Peripheres Blut – 192
　Erythrozyten: Männer – 81543212
　Hämoglobin: Männer – 81432142
　Pigmentgehalt - 81432152

Tabelle. Erythrozyten – 193
　Osmotische Erythrozytenresistenz:
　　Minimale – 18543210
　　Maximale – 58432142

Tabelle. Thrombozytogramm – 194
　Thrombozyten: junge – 18543213
Tabelle 6. System der Blutgerinnung und
　Fibrinolyse – 196
　Fibrinogen B der Plasma – 14814325
　Konzentration des Faktor X – 45481451
　Zeit der Blutgerinnung: 51432141

© Г. П. Грабовой, 1999

Faktor VIII – Konzentration 54321483
Blutungszeit – 51454328
Plasma - Recalzifizierungszeit - 51485432

Urin

Tabelle. Physische Qualitäten – 85432181 – 198

Tabelle 9. Chemische Bestandteil – 198
Eiweiß – 54321858
Reaktion – 51432181

Tabelle. Mikroskopie des Stuhls – 201
Leukozyten – 82143213
Speichel
Tabelle. -202
Zahl – 18754321
PH – 14542108 – 79(3)

Tabelle 11. Chemische Bestandteile – 14542101 – 202
Eiweiß – 54854321
Harnstoff – 54815425

Tabelle. Mageninhalt nüchtern –   48142123 – 203
Allgemeine Inhaltsmenge, gesammelt in
4 Portionen im Verlauf von 60 Min. nach der
Absaugen von Portion „nüchtern" – 81454322
Debit – Stunde freie Chlorwasserstoffsäure –
54321482
Reizstoffe der Magensekretion – 12345717

Tabelle 15. Stimulierte der Gallenfluss – 206
Verhältnismäßige Dichte – 89143214

Tabelle 17. Rückenmarksflüssigkeit (Liquor) – 206
Druck im Liegen – 52143213

© Г. П. Грабовой, 1999

Tabelle 18. Eiweiß und Eiweißfraktionen –
185843218 – 207
Fibrinogen – 58432149
Tabelle 20. Reststickstoff und seine Komponente –
91854321 – 208
Xanthoprotein – Reaktion - 54321488

Tabelle 22. Lipid - Komponente des Blutplasma - 210
Triglyzeride (Blutserum) – 18543215

Tabelle 24. Bestandteil und einige Eigenschaften von
Lipoproteiden
des Blutserums - 211
Cholesterin (gesamt) – 51245422

Tabelle 26. Kohlenhydrathaltige Eiweiß und ihre
Komponente
Im Blut – 212
Freies Bilirubin – 52143218

Tabelle 27. Messwert des Mineralstoffwechsel
im Blut – 213
Freies Transferrin – 18543216

Tabelle33. Hypophyse – Gonaden – System – 217
Progesteron, ng/ml – 51421541

Tabelle 35. Schilddrüsenhormone –
81432157 – 218

Tabelle 37. Andere Hormone – 219
Somatotropin - Hormon: Männer – 54321487
C-Peptid im Blut – 45481422

© Г. П. Грабовой, 1999

Anhang 2

Konzentration auf neunstellige Zahlen

Diagnose – Zahlenkonzentration – Seite (Zeile)

Paramaxillare Abszess – 518231415 – 186(10)
Adrenogenitales Syndrom – 148542121 – 125(10)
Aktinomykose der Haut – 148542156 – 148(10)
Alkoholismus – 148543292 – 139(09)
Allergische Tracheitis – 514854218 – 107(31)
Amenorrhöe – 514354832 – 125(19)
Ankylose des Temporomandibulargelenks – 514852179 – 186(17)
Temporomandibulare Arthritis – 548432174 – 186(21)
Aspergillöse – 481543271 – 57(10)
Atherom – 888888179 – 157(05)
Ösophagusatresie – 518543157 – 169(10)
Affektive Syndrome – 548142182 – 139(24)
Aerosinusitis – 514854237 – 173(26)
Mehrfötus - Schwangerschaft – 123457854 – 122(07)
Kurzsichtigkeit – (Myopie) **- 548132198 – 180(26)**
Brill – Zinsser – Krankheit – 514854299 – 92(33)
Frühlingskatarre – 514258951 – 180(31)
Hydrozelle der Hoden und des Samenleiters – 481543255 – 157(27)
Angeborene Hernie diaphragmatika – 518543257 – 169(16)
Angeborene Cholangiopathie bei Neugeborenen – 948514211 – 169(01)
Zahnluxation – 485143277 – 186(30)

© Г. П. Грабовой, 1999

Mastdarmprolaps – 514832187 – 158(01)
Hämophilie – 548214514 – 110(13)
Gingivitis – 548432123 – 186(33)
Hypophyse – Nebennieren- System - - 514831299 – 216
Kapitel 18. Nervenkrankheiten – 148543293 – 130(04)
Kapitel 25. Krankheiten der Zähne und Mundhöhle –
  1488514 -   186(04)
Glossalgie – 514852181 – 187(07)
Eitrig – entzündliche Erkrankungen – 514852171 -
  170(01)
Kopfschwindel – 514854217 – 131(15)
Kehlkopfdiaphragma – 148543283 – 174(07)
Toxische Dyspepsie – 514218821 – 112(27)
Vegeto - zirkulatorische Dystonie – 514218838 – 112(31)
Dienzephales (Hypothalamisches) Syndrom -
  514854215 – 131(25)
Akute Duodenitis – 481543288 – 67(30)
Erkrankungen der Stutz –Bewegungsapparates -
  514218873 – 170(29)
Stagnierter Sehnervendiskus – 145432152 –
  182(01)
Zahnstein - 514852182 – 187(13)
Fremdkörper der Weichgewebe – 148543297 – 160(13)
Schiefstand der Nasenscheidewand – 148543285 -
  174(26)
Karbunkel – 483854381 – 160(17)
Keratitis – 518432114 – 182(12)
Laterale Halszysten und Fistel – 514854214 – 160(26)
Kiefernzyste – 514218877 – 187(20)
Strabismus (Schielen) – 518543254 – 182(18)
Klumpfuß – 485143241 – 161(14)
Kryptorchismus – 485143287 – 161(25)
Blutungen nach dem Zahnexstirpation – OP –
  8144542 – 187(24)

© Г. П. Грабовой, 1999

Laryngospasmus – 485148248 – 175(08)
Leukoplakie – 485148151 – 187(32)
Lepra – 148543294 – 150(28)
Lymphangitis – 484851482 – 162(19)
Strahlenkrankheit. Akute Strahlenkrankheit – 481543294 – 82(10)
Manisch – depressive Psychose – 514218857 – 140(33)
Mastitis bei Neugeborenen – 514854238 – 170(05)
Akute Mastoiditis – 514832186 – 175(14)
Mastozytose – 148542171 – 151(15)
Meniere - Krankheit – 514854233 – 175(20)
Dystrophe Myotonie Kuschmann – Batten – Steinert - 481543244 – 133(05)
Molluscum contagiosum – 514321532 – 151(23)
Vasomotore, allergische Rhinitis – 514852351 – 175(33)
Neuropathie des Gesichtsnerven – 518999955 – 133(24)
Nekrotische Phlegmone bei Neugeborenen – 514852173 – 170(24)
Verschluss zentraler Netzhautarterie - 514852178 – 182(33)
Ozaena (übel riechende Rhinitis) – 514854241 – 176(08)
Orchiepididymitis – 818432151 – 163(28)
Traumatische Osteomyelitis – 514854221 – 163(31)
Otomykose – 514832188 – 177(01)
Zahnfraktur – 814454251 – 188(23)
Pyopneumothorax – 148543299 – 164(32)
Spontane Pneumothorax - 481854221 – 165(04)
Polypen der Hals - und Cervix Uteri – 518999973 – 128(04)
Postpunktiones Syndrom – 818543231 – 136(04)
Progressive Lähmung – 512143223 – 142(14)
Pseudotuberkulose – 514854212 – 100(18)
Psoriasis – 999899181 – 152(09)

© Г. П. Грабовой, 1999

Riss der Geschlechtsorganen – 148543291 – 124(10)
Verletzungen des Augenapfels - 518432118 – 183(32)
Störungen der erektilen Bestandteile des kopulativen Zyklus -
184854281 – 146(23)
Schlafstörungen – 514248538 – 136(15)
Rosazea – 518914891 – 152(20)
Syndrom überwertvollen Ideen – 148454283 – 143(01)
Senile Psychose – 481854383 – 143(15)
Solinger –Ellison –Syndrom – 148543295 – 159(29)
Syndrom sklerozystischen Eierstöcke (Stein – Leventhal) –
518543248 – 128(23)
System des Blutes – 148542139 – 192(19)
Skleritis, Episkleritis – 514854248 – 184(13)
Chronische stomatogene Infektion – 514854814 -
189(04)
Teratom des Kreuzsteißbeins – 481543238 –
120(19)
Toxikodermie (Toxidermie) – 514832184 - 153(14)
Intrakranielle Geburtstrauma - 518999981 – 117(04)
Tracheoösophagealfistel - 514854714 – 169(31)
Hauttuberkulose – 148543296 – 153(27)
Knochentuberkulose – 148543281 – 167(06)
Uveitis – 548432198 – 184(20)
Gewöhnliche Pickel(Mitesser) – 514832185 – 153(32)
Funikulare Myelose – 518543251 – 137(21)
Cheilitis – 518431482 – 189(19)
Chirurgische Erkrankungen bei Neugeborenen -
514218871 – 168(28)
Ekzem – 548132151 – 154(17)
Pleuraempyem – 514854223 – 168(12)
Endophtalmitis – 514254842 – 184(33)
Epiduritis – 888888149 – 138(11)
Erytheme exsudative multiforme – 548142137 –
154(33)

© Г. П. Грабовой, 1999

Erythrozyten – 518432127 – 193
Hornhautulcus – 548432194 – 185(04)
Trophische Ulkus – 514852154 – 168(22)
Gerstenkorn – 514854249 – 185(12)

Tabelle. Widerherstellende Zahlenreihen bei unbekannten Diagnosen, Erkrankungen, Zustände -190

Linkes Bein – 485148291 – 190(34)

Norm der Laborwerte – 191(06)
Tabelle 1. Peripheres Blut – 192
Erythrozyten – 518432129
Leukozyten – 514854240
Leukozyten: Männer – 514852187
BSG (Blutsenkung - Geschwindigkeit)- 514832101
BSG (Blutsenkung-Geschwindigkeit): Männer – 514254351
Hämatokrit (allgemeine Volumen Formelementen im Blut) – 148542118
Retikulozyten – 518231418 – 72(28)

Tabelle2. Leukozytäre Formel – 193
Monozyten – 514232191
Segmentkernige – 518432128
Basophilen – 518432120
Neutrophile – 485148293
Neutrophile: stabkernige – 514832102

Tabelle. Erythrozyten – 193
Osmotische Resistenz Erythrozyten – 148542145
Osmotische Resistenz Erythrozyten: im Blut, inkubiertes im Laufe 24 Stunden – 518543299

© Г. П. Грабовой, 1999

Tabelle. Thrombozytogramm 194
Degenerative Thrombozyten 514853258
Thrombozyten: alt 514858451
Vakuolisietre Thrombozyten 514231481

Tabelle 3. Morphologisches Bild des
Sternalpunktates – 194
Zellenelemente – 514321541
Neutrophil: Promyelozyten – 514254355 –
Myelozyten – 518432125
Stabkernige – 514231482
Segmentkernige – 514832103
Normoblasten (Normozyten) – 518432124
Normoblasten (Normozyten):
Oxyphile – 518432122
Polichromatophile – 514832108
Pronormoblasten (Pronormozyten) -518432123
Normoblasten (Normozyten):
Basophile – 548432125
Plasmatische Zellen – 518432134
Retikuläre Zellen – 518432137
Megakaryozyten – 514832107
Reifungsindex Neutrophilen – 514832105
Reifungsindex Erythrokaryozyten – 548451238
Leukoerhytroblastische Verhältnis – 148542199

Tabelle 4. Lymphadenogramm bei Berechnung auf 1000
Zellen – 195
Prolymphozyten – 518432135
Monozyten – 548432188
Wohlbeleibte Zellen – 543218823

Tabelle 5. Splenogramm bei Berechnung auf 1000 Zellen –
196
Myelozyten – 514832191

© Г. П. Грабовой, 1999

Metamyelozyten – 584321591
Neutrophile Granulozyten – 548132174

Tabelle 6. System der Blutgerinnung und Fibronolyse –
751483218 – 196
Lösbare Komponente des Fibrin –Monomer im Plasma –
518432132
Thromboelastographie: 514832193
Plasma –Fibrinogen (kalorimetrische Methode) -
514832192
Thromboplastin – Regenerierungstest (Plasma,
Thrombozyten, Serum) – 514832194
Prothrombinzeit (Thromoplastinzeit) des
Kapillarblutes – 514231499
Antithrombinaktivität – 514852191
Thromboelastographie: Reaktionszeit (R) –
548543234
Fibrin stabilisierende Faktor (XII) – 485142175
Konzentrationsfaktor V (Proakzelerin) -
548132132

Tabelle 7. Blutgruppe – Untersuchungen System ABO
mit Hilfe Standartserum -
148542117 – 197
O(I)- 148542188
A(II) – 145432171

Tabelle 8. Untersuchungen der Blutgruppe System ABO
mit Hilfe standardisierten Erythrozyten – 198
Aß(II) – 145432182
Oαß(I) – 148542185

Tabelle 9. Urin. Chemischen Bestandteil – 198
Azeton - 543218848

© Г. П. Грабовой, 1999

Harnsäure – 518888842
Kreatin – 518432139
Kreatinin – 814254351
Uropepsin – 518432179

Tabelle. Urinsediment – 199
Unorganisches Sediment – 514218878
Leukozyten: Frauen – 543218845
Bakterien – 514831254

Tabelle. Urinuntersuchungsmethode – 200
Kakovski – Addis – Methode – 514218897
In 24 Stunden ausscheidet mit Urin:
Zylinder – 514548823
In 1 ml Urin enthaltet sich: Erythrozyten – 514548891
Netschiporenko – Methode – 148851481

Tabelle. Mikroskopie des Stuhls – 201
Zellgewebe – 518432183
Neutrales Fett – 518432187
Pflanzliche Zellulose – 518432189
Fettsäure und Seife – 145432191

Tabelle. Darminhalt – 201
Konsistenz – 148543287
Form – 148543290
Farbe – 512314542
Schleim, Blut – 518432181

Tabelle. Darminhalt. Chemischer Bestandteil -
Fette – 548214583 - 201

Speichel. Tabelle. Chemischer Bestandteil – 202
Urobilin – 148542183

© Г. П. Грабовой, 1999

Tabelle. Speichel – 514821441 – 202

Tabelle 11. Chemische Bestandteile – 202
Chloride – 514852193

Tabelle 12. Magensaft. Chemische Bestandteile – 203
Stickstoff: nicht Eiweißhaltig – 814854218
Stickstoff: Harnstoff und Ammoniak – 548214891
Harnsäure – 514832198

Tabelle. Mageninhalt nüchtern – 203
Freie Chlorwasserstoffsäure – 518432191
Menge – 514854148
Debit – Stunde Chlorwasserstoffsäure – 514254481

Tabelle. Mikroskopie der Mageninhalt –
204
Leukozyten – 518432199
Milchsäurestäbchen – 518432197
Erythrozyten – 514854251
Hefe – 514854258
Epithelium – 548543281

Tabelle 13. Untersuchung der stimulierten Sekretion -
148542173 – 204
Freie Chlorwasserstoffsäure, Titrationseinheiten –
148542177

Tabelle 14. Gallebestandteile (g/l) – 205
Cholin – 518432198
Trypsin – 514854261
Eiweiß - 514821447
Tabelle. Untersuchung der Duodenum - Inhalt -
215184321 – 205

© Г. П. Грабовой, 1999

Tabelle 16. Mikroskopische Untersuchung Galle – Portionen 82(3) – 206
Leukozyten im Sichtfeld – 235184321
Schleim – 148542175

Tabelle 17. Rückenmarkflüssigkeit – 206
pH – 514821453
Gesamteiweiß – 775184321

Tabelle. Biochemie des Blutes – 514832189 – 207

Tabelle 18. Eiweiß und Eiweißfraktionen – 207
Albumine – 815184321

Tabelle 19. Eiweißfraktionen (Elektrophorese auf dem Papier) -
148542138 – 208

Tabelle 20. Restliche Stickstoff – und seine Komponente – 208
Stickstoff von Aminosäuren – 148542161
Kreatin – 885184321
Kreatinin: Männer – 295184321
Ammoniak – 489152141
Harnsäure – 815518432

Tabelle 21. Inhalt von wichtigen Aminosäuren im Blutplasma – 209
Valin – 518254442

Tabelle 22. Lipid - Komponente der Blutplasma – 210
Nichtätherifizierte Fettsäure – 145454577
α-Lipoproteide (25-30%) (Lipoproteide hohe Dichte): Frauen – 542143221
ß-Lipoproteide (65-75%) (Lipoproteide niedriger Dichte) – 174845421

© Г. П. Грабовой, 1999

Tabelle 23. Inhalt von allgemeinem Cholesterin
in Abhängigkeit von Alter – 210
40 – 543218891

Tabelle 24. Bestandteil und einige Eigenschaften von
Lipoproteiden
des Blutserums – 211
Phospholipide – 514854272

Tabelle 25. Komponente von Kohlensäutestoffwechsel des
Blutes – 514214891 – 211
Glykogen im Blut – 785184321
Orthotoluidin – Methode: 148542163
Plasma – 548214547

Tabelle 26. Kohlenstoffhaltige Eiweiß und ihre Komponente
Im Blut – 212
Werte der Pigmentstoffwechsel im Blut – 548132177

Tabelle 27. Index der Mineralien - Stoffwechsel im Blut –
518431181 – 213
Lithium – 514821458
Magnesium im Blutserum – 514831298

Tabelle 28. Index der Säure- Basen -Zustand
im Blut – 213
Pufferbasen – (BB) -514821461
Wahres Bikarbonat (AB) - 555184321

Tabelle. Aktivität der Blutfermenten – 214
α-Amylase des Blutserums – 148542114
Aspartataminotransferase – 148582114
Trypsin – 148542187
Glukose – 6 – Phosphatdehydrogenase Erythrozyten –
148542152

© Г. П. Грабовой, 1999

Tabelle. Einige immunologische Index im
Blut – 148542153 – 215
Krebsantigene – 481854224
Tabelle. Galle – 514852188 – 205
Tabelle. Aktivitätsindex neuroendokrine Regulationssystem
518432121 – 216
Tabelle 31. Hormoneinhalt im Blut – 216
Adrenocorticotropes Hormon (ACTH) – 148542191
Tabelle 33. Hypophyse – Gonaden - System – 217
Hormone: Luteinisierungshormon, MED/ml – 514852199
DHEA, mg/s – 514821465
Tabelle 36. Biogene Amine – 218
Katecholamine im Urin – 148542192
Vanilinmandelsäure (BMS) – 514821478
Histamin im Blut – 514854291
Tabelle 37. Andre Hormone – 518214831 – 219
Somatotropin - Hormon – 514821479

© Г. П. Грабовой, 1999

Sachverzeichnis

A

Ablösung der Netzhaut – 1851760 – 183 (18)
Abszess – 8148321 – 156 (11)
    des Gehirns – 1894811 – 130 (09)
    paramandibular – 518231415 – 186 (10)
    retropharingeal – 1454321 – 174 (14)
Achalasie der Kardia – 4895132 – 62 (01)
Achylie des Magens, funktionell – 8432157 – 62 (14)
Adenoide – 5189514 – 173 (10)
Adenom des Vorsteherdrüse – 51432144 – 156 (15)
Adipositas (Übergewicht) – 4812412 – 88 (08)
Adnexitis – 5143548 – 125 (08)
Adnexzysten (Eierstockzysten)- 5148538 –126(25)
Adrenogenitales Syndrom (Frauenkrankheiten) – 148542121 –125 (10)
Adrenogenitales Syndrom (Kinderkrankheiten) – 45143213 – 107 (09)
Aerosinusitis – 514854237 – 173 (26)
Affektive Syndrome – 548142182 – 139 (24)
Agranulozytose – 4856742 – 79 (10)
Akromegalie – 1854321 – 85 (10)
Aktinomykose (chirurgische Krankheiten) – 4832514 – 156 (18)
Aktinomykose der Haut – 148542156 – 148 (10)
Akute Magenatonie – 5485671 – 70 (20)
    Abdomen – 5484543 – 164 (01)
    Cholezystitis – 4154382 – 164 (12)
    hämatogene Osteomyelitis – 5141542 – 170 (08)
    Herz-Kreislauf-Insuffizienz – 1895678 – 34 (21)
    Pankreatitis – 4881431 – 164 (07)
    Paraproktitis – 4842118 – 170 (19)
    respiratorische Erkrankungen – 48145488 – 99 (24)
    respiratorische Insuffizienz – 1257814 – 34 (09)
    Strahlenkrankheit – 481543294 – 82 (10)

© Г. П. Грабовой, 1999

Zahnschmerzen – 5182544 – 188 (05)
Algodysmenorrhö – 4815812 – 125 (16)
Alimentäre Dystrophie – 5456784 – 61 (09)
Alkoholismus – 148543292 – 139 (09)
Allergische Tracheitis – 514854218 – 107 (31)
    Bronchitis – 5481432 – 108 (01)
    Laryngitis – 58143214 – 107 (25)
    Pneumonie – 51843215 – 108 (09)
    Rhinitis und Sinusitis – 5814325 – 107 (19)
Allergose, respiratorische – 45143212 – 107 (15)
Alopezie (Kahlköpfigkeit, Glatze) – 5484121 – 148 (13)
Alveokokkose – 5481454 – 93 (25)
Alveolitis – 5848188 – 186 (14)
Amblyopie – 1899999 – 180 (08)
Amenorrhö – 514354832 – 125 (19)
Amnestisches (Korsakow-) Syndrom – 4185432 – 139 (19)
Amöbiasis – 1289145 – 61 (16), 92 (10)
Amyloidose (Krankheit der Verdauungsorgane) – 5432185 – 61 (1 (18)
    (Krankheiten der Nieren und Harnwege) – 4512345 – 76 (11)
Anämie (-n) – 48543212 – 79 (14), 108 (29)
    akute posthämorrhagische – 9481232 – 79 (20)
    Aplastische (hypoplastische) - 5481541 – 80 (17)
    bei Bleivergiftung – 1237819 – 79 (32)
    hämolytische – 5484813 – 80 (10)
    immun-hämolytische – 5814311 – 80 (13)
    megaloblastische – 5481254 – 80 (01)
    Sichelzellanämie – 7891017 – 80 (23)
    vererbte – 4581254 – 79 (24)
Anämie bei Eisenmangel – 1458421 – 108 (31)
Anästhesie der Entbindung – 5421555 – 122 (27)
Anatomisch enges Becken – 4812312 – 124 (26)
Aneurysma – 48543218 – 156 (22)
    Aorta – 48543218 – 45 (11)
    Herz – 9187549 – 45 (14), 156 (33)
    Hirngefäße – 1485999 – 130 (12)

© Г. П. Грабовой, 1999

Angeborene Hernia diaphragmatica – 518543257 – 169 (16)
Cholangiopathien bei Neugeborenen – 948514211 – 169 (01)
Lungenzyste – 4851484 – 169 (22)
Störungen der Geschlechtsdifferenzierung – 5451432 – 85 (15)
Angiitis (Vaskulitiden) der Haut – 1454231 – 148 (17)
Angina (akute Tonsillitis) – 1999999 – 173 (14)
Angiom – 4812599 – 118 (23)
Ankylose – 1848522 – 171 (1 (05)
Ankylose des Temporomandibulargelenks – 514852179 - 186 (17)
Ankylostomiasis – 4815454 – 93 (28)
Anomalien des harnleitendes System – 1234571 – 76 (19)
  Geburtstätigkeit – 14891543 – 121 (1 (10)
Anovulatorer Zyklus – 4813542 – 125 (22)
Antrakose – 5843214 – 59 (24)
Antritis (Otoantritis) – 1844578 - 173 (18)
Apoplexie des Eierstocks – 1238543 – 125 (26)
Appendizitis – 54321484 – 157 (01)
  (bei Kindern) – 9999911 – 118 (26)
Arachnoiditis – 4567549 – 130 (17)
Arhythmie des Herzens – 8543210 – 45 (17)
Arterieller Verschluss – 81543213 – 45 (23)
  Hypertensie – 8145432 – 45 (27)
  Hypotensie (Hypotonie) – 8143546 – 45 (30)
Arteriomesenterieller Verschluss, unvollständig - 5891234 – 61(24)
Arthritis (-en), infektiös – 8111110 – 52 (13)
Arthritis temporomandibulare – 548432174 – 186 (21)
  mikrokristalloide – 0014235 – 52 (17)
  rheumatoide – 8914201 – 52 (22)
Arthropathia, psoriatische – 0145421 – 52 (27)
Asbestose – 4814321 – 59 (05)
Askaridose – 4814812 – 93 (32)
Aspergillose – 481543271 – 57 (10)
Asphyxie des Fötus und der Neugeborenen – 4812348 – 121 (1 (15)
Aspiration eines Fremdkörpers – 4821543 – 109 (10)
Asthenisches Syndrom – 1891013 – 130 (21)

© Г. П. Грабовой, 1999

Asthenopie – 9814214 – 180 (12)
Asthma kardiale – 8543214 – 49 (33)
Astigmatismus – 1421543 – 180 (15)
Atherome – 888888179 – 157 (05)
Atherosklerose – 54321898 – 46 (01)
Athetose – 1454891 – 130 (26)
Atonie des Magens und der Speiseröhre – 8123457 – 61(31)
Atopische Dermatitis – 5484215 – 148 (23)
Atresie des Anus und Mastdarmes – 6555557 – 119 (05)
    Gallenwege – 9191918 – 118 (30)
Atresie und Stenose des Zwölffingerdarmes – 5557777 – 119 (01)
    Dünndarm – 9188888 – 118 (33)
    Speiseröhre – 8194321 – 119 (09)
    Speiseröhre (bei Neugeborenen) – 518543157 – 169 (10)
    und Synechie der Nasenhöhle – 1989142 – 173 (21)
Atrophie der Sehnerven – 5182432 – 180 (19)
α1-Antitrypsin–Defizit – 1454545 – 108 (22)

B

Balanoposthitis – 5814231 – 148 (29)
Balantidiose – 1543218 – 92 (16)
Bartholinitis – 58143215 – 125 (30)
Bauhinitis – 58432148 – 62 (19)
Behandeln die Nabelschnur bei Neugeborenen – 0123455 – 123 (01)
Beriberi – 3489112 – 62 (22)
Berufsbedingte Erkrankungen, bedingt durch Einwirkung von
    physischen Faktoren - 4514541 – 89 (15)
    chemischen Faktoren – 9916514 – 89 (09)
Überanstrengung von isolierten Organen und Systemen -4814542-89(22)
Biochemie des Blutes (Norm-Laborwerte) – 514832189 – 207
Biss der Schlange – 4114111 – 91 (18)
Biss der Tarantel – 8181818 – 91 (26)
Blasen- (Vesikel)–Verwehung – 4121543 – 124 (05)
Blepharitis – 5142589 – 180 (24)

© Г. П. Грабовой, 1999

Blockaden des Herzens – 9874321 – 46 (10)
Blutung, innere – 5142543 – 161 (30)
  äußere – 4321511 – 162 (01)
  gastrointestinale – 5121432 – 120 (01)
  gynäkologische – 4814821 – 122 (19)
  nach der Zahnexstirpation – 8144542 – 187 (24)
  nasale – 65184321 – 174 (30)
  uterine, dysfunktionale – 4853541 – 127 (08)
Bösartige Tumoren des Mundrachenraumes – 1235689 – 36 (10)
  Dünndarm – 5484143 – 36 (16)
  Hoden – 5814321 – 36 (22)
Botkin-Krankheit (infektiöse Hepatitis) – 5412514 – 92 (31)
Botulismus – 5481252 – 93 (04)
Brill–Zinsser-Krankheit – 514854299 – 92 (33)
Bronchialasthma – 8943548 – 57 (14)
  (Kinderkrankheiten) – 58145428 – 109 (14)
Bronchiektasien – 4812578 – 157 (09)
Bronchiolitis – 89143215 – 57 (19)
Bronchitis, akut – 4812567 – 57 (23)
  (Kinderkrankheiten) – 5482145 – 109 (21)
  chronische – 4218910 – 57 (26)
Bronzediabetes – 5454589 – 62 (25)
Brucellose – 4122222 – 93 (07)
Bulbitis – 5432114 – 62 (29)
Bursitis – 75184321 – 171 (08)

C

Campylobakteriose – 4815421 – 96 (34)
Candidose (Candidamykose, Soor) (Krankheiten des Verdauungstraktes)- 54842148 – 68 (32)
Candidose (Haut- und Geschlechtskrankheiten) – 9876591 – 150 (01)
Candidose der Lunge – 4891444 – 58 (01)
Cerumen – 48145814 – 177 (28)
Chalazion – 5148582 – 184 (23)

© Г. П. Грабовой, 1999

Cheilitis – 518431482 – 189 (19)
Chirurgische Erkrankungen bei Erwachsenen – 5843215 – 156 (08)
Chirurgische Erkrankungen im Kindesalter – 5182314 – 118 (16)
       Bauchhöhlen-Organe – 5184311 – 168 (31)
       bei Neugeborenen – 514218871 – 168 (28)
       Thoraxorgane – 5184312 – 169 (07)
Cholangitis – 8431548 – 168 (04)
Cholecystitis akut – 4154382 – 72 (27)
       chronisch – 5481245 – 72 (30)
Cholera – 4891491 – 102 (21)
Cholezystolithiasis – 0148012 – 68 (23), 159 (13)
Chorea – 4831485 – 137 (26)
Chorioiditis – 5182584 – 184 (26)
Chorionepitheliom – 4854123 – 129 (01)
Chronische Niereninsuffizienz – 5488821 – 78 (01)
Chronische Strahlenkrankheit – 4812453 – 84 (04)
Clonorchiasis – 5412348 – 94 (07)
Cor pulmonale – 5432111 – 48 (07)
Crohn–Krankheit – 94854321 – 162 (05)

D

Dakryozystitis – 45184321 – 181 (27)
Dämmerungszustand – 4518533 – 142 (01)
Darm-Lymphangiektasie – 5214321 – 69 (08)
Defekt, psychischer – 8885512 – 140 (12)
Deformierung der 1. Zehe des Fußes nach außen – 5418521 – 171 (14)
       der Nasenscheidewand – 148543285 – 174 (25)
Dekubitus – 6743514 – 165 (30)
Dermatitis – 1853121 – 149 (28)
Dermatomyositis (Polymyositis) – 5481234 – 55 (16)
Diabetes, Bronze- – 5454589 – 66 (16)
       insipides – 4818888 – 86 (26)
       mellitus – 8819977 – 86 (31)
       mellitus (Kinderkrankheiten) – 4851421 – 111 (13)

© Г. П. Грабовой, 1999

renaler D. insipides (Kinderkrankheiten) – 5121111 – 111 (20)
renaler Salz- Diabetes – 3245678 – 111 (26)
Diaphragma des Kehlkopfes – 148543283 – 174 (07)
Diarrhö, funktionelle – 81234574 – 66 (18)
Diathese, allergische – 0195451 – 111 (32)
    hämorrhagische – 0480421 – 112 (01)
    lymphatische – 5148548 – 112 (05)
DIC–Syndrom – 8123454 – 44 (14)
Dickdarmdivertikulose – 4851614 – 159 (04)
Dienzephales (hypothalamisches) Syndrom – 514854215 - 131 (25)
Dienzephalohypophysäre Insuffizienz – 48143214 – 87 (25)
Diffuse Krankheiten der Bindegewebe – 5485812 – 55 (06)
    toxische, Kropf (M. Basedow) – 5143218 – 87 (11)
Diphterie – 5556679 – 96 (23)
Diphyllobothriose – 4812354 – 94 (04)
Distress–Syndrom, respiratorisch bei Neugeborenen -5148284 –113 (06)
Divertikel – 48543217 – 158 (33)
Divertikel, meckelsche – 4815475 – 119 (21)
Dumping-Syndrom – 4184214 – 158 (29)
Duodenitis – 5432114 – 67 (27)
    akut – 481543288 – 67 (30)
    chronisch – 8432154 – 68 (01)
Duodenostase – 8123457 – 68 (06)
Durchfall (Diarrhö) – 5843218 – 71 (10)
Dysbakteriose des Darmes – 5432101 – 66 (21)
Dyskinesie der Gallenwege – 58432144 – 67 (05)
    des Darmes – 54321893 – 67 (09)
    des Ösophagus, spastisch – 5481248 – 66 (32)
    des Verdauungstraktes – 8123457 – 66 (26)
Dyspepsie – 1112223 – 67 (17)
    parenterale – 8124321 – 112 (22)
    einfache – 5142188 – 112 (13)
    toxische – 514218821 – 112 (27)
Dyspituitarismus, jugendlicher – 4145412 – 87 (05)
Dysprothrombiämien – 5481542 – 81 (24)

© Г. П. Грабовой, 1999

Dystonie, vegetovaskuläre – 514218838 – 112 (31)
Dystrophie der Leber – 9876512 – 67 (25)
 progressive, muskuläre – 85432183 – 136 (08)

E

Echinokokkose – 5481235 – 95 (32)
Eidi–Syndrom – 18543211 – 138 (01)
Eingebildete sexuelle Störungen – 1484811 – 146 (05)
Eitrig–entzündliche Erkrankungen – 514852171 – 170 (01)
Eklampsie, renale – 8149141 – 78 (18)
Ekzem – 548132151 – 154 (17)
Elektrotrauma – 5185431 – 168 (07)
Embolie durch Fruchtwasser – 5123412 – 125 (01)
Emphysem der Lunge – 54321892 – 60 (19)
Empyem der Pleura – 514854223 – 168 (12)
Endarteriitis, obliterierende – 4518521 – 168 (16)
Endokarditis – 8545421 – 51 (01)
Endometriose – 5481489 – 129 (05)
Endometritis – 8142522 – 129 (09)
Endophthalmitis – 514254842 – 184 (33)
Endozervizitis – 4857148 – 129 (12)
Enges Becken – 2148543 – 124 (22)
Enteritis – 8431287 – 73 (21)
Enteritis, akute – 54321481 – 73 (24)
Enteritis, chronische – 5432140 – 73 (29)
Enterobiose – 5123542 – 95 (28)
Enterokolitis – 8454321 – 73 (34)
Enteropathie (Glutenenterophathie) - 4891483 – 74 (07)
Enteropathie exsudative – 48123454 – 74 (23)
Enterophathia, disaccharidedefizitär – 4845432 – 74 (15)
Enterophathie des Darmes – 8432150 – 74 (01)
Enterovirus–Krankheiten – 8123456 – 102 (28)
Enzephalitis durch Zecken – 7891010 – 102 (33)
Enzephalitis virale – 48188884 – 138 (06)

© Г. П. Грабовой, 1999

Epidermophytie – 5148532 – 154 (24)
Epiduritis – 888888149 – 138 (11)
Epilepsie – 1484855 – 144 (06)
Erbrechen – 1454215 – 115 (13)
Erfrierung – 4858514 – 163 (16)
Erosion des Gebärmutterhalses – 54321459 – 129 (15)
Erythema nodosum – 15184321 – 154 (28)
Erytheme, exsudative, multiforme – 548142137 – 154 (33)
Erythrasma – 4821521 – 155 (05)
Escherichiosis – 1238888 – 103 (04)
Eustachiitis – 18554321 – 174 (10)
Exophthalmus – 5454311 – 184 (30)
Exotoxischer Schock – 4185421 – 91 (10)
Exsudative Enteropathie – 4548123 – 118 (08)

F

Fasziolose – 4812542 – 95 (11)
Favismus – 54321457 – 83 (32)
Favus – 4851481 – 154 (05)
Fetales Alkoholsyndrom-4845421 – 108(14)
Fibroadenom der Milchdrüse – 4854312 – 167 (17)
Fibrom des Nasenrachenraumes – 1111122 – 178 (33)
Flechte, bunt (kleieartige) – 18543214 – 151 (06)
Flechte, flach, rot – 4858415 – 151 (01)
Flechte, rosa – 5148315 – 151 (10)
Fluor albus – 5128999 – 125 (33)
Frakturen – 7776551 – 164 (24)
       Kieferfrakturen – 5182148 – 188 (26)
       Zahnfraktur – 814454251 – 188 (23)
Frauenkrankheiten – 1854312 – 125 (06)
Fremdkörper – 54321545 – 174 (19)
       im Magen – 8184321 – 160 (04)
       im Weichgewebe – 148543197 – 160 (13)
       in den Bronchien – 5485432 – 159 (33)

© Г. П. Грабовой, 1999

in der Speiseröhre – 14854321 – 160 (09)
Frigidität – 5148222 – 147 (05)
Fruchtwasser, übermäßig – 5123481 122 (23)
Frühjahrskatarrh – 514258951 – 180 (31)
Frühtuberkulose–Intoxikation – 1284345 – 117 (14)
Frühzeitige Geschlechtsentwicklung – 4814312 – 88 (16)
    Entbindung – 1284321 – 124 (01)
Funikuläre Myelose – 518543251 – 137 (21)
Furunkel – 5148385 – 167 (33)
Furunkel der Nasenvorhofs – 1389145 – 179 (01)

G

Galaktosämie – 48125421 – 109 (31)
Galle (Norm-Laborwerte) – 514852188 - 205
Gasgangrän – 45143218 – 158 (05)
Gangrän der Lunge – 4838543 – 158 (08)
Gastritis – 5485674 – 62 (29)
    akute – 4567891 – 62 (33)
    chronische – 5489120 – 63 (05)
Gastrokardiales Syndrom – 5458914 – 63 (09)
Gastroptose – 81234574 – 63 (18)
Gastroenteritis – 5485674 – 63 (21)
Gastroenterokolitis – 8431287 – 63 (24)
Gaumenspalte – 5151515 – 120 (06)
Gauscher–Krankheit – 5145432 – 80 (28)
Gebärmuttersenkung und Ausfall des Uterus und der Vagina – 514832183 – 127 (28)
Gelbsucht – 5432148 – 68 (11)
    bei Neugeborenen – 4815457 – 113 (14)
    funktionelle – 84514851 – 68 (20)
    mechanische – 8012001 – 159 (18)
Gemischte Bindegewebe–Erkrankung – 1484019 – 55 (25)
Gerstenkorn – 514854249 – 185 (12)
Gingivitis – 548432123 – 186 (33)

© Г. П. Грабовой, 1999

Glaukom – 5131482 - 181 (20)
Glomerulonephritis – 4812351 – 76 (29)
    diffuse – 5145488 – 111 (09)
Glossalgie – 514852181 – 187 (07)
Glossitis – 1484542 – 187 (10)
Glukosurie, renale – 5142585 – 110 (27)
Gonorrhö bei Frauen – 5148314 – 126 (19)
Gonorrhö bei Männern – 2225488 – 149 (19)
Grippe – 4814212 – 96 (15)
Goodpasture–Syndrom – 8491454 – 54 (20)
Gürtelrose – 51454322 – 134 (09)
Gynäkomastie – 4831514 – 158 (21)

H

Halluzinationssyndrom (Halluzinose) – 4815428 – 140 (06)
Hals der Gebärmutter, Leukoplakie – 5185321 – 127 (12)
    Erosion – 5432145 – 129 (15)
    Polypen – 518999973 – 128 (04)
Hals, Zysten und Fisteln des Halses, lateral – 514854214 – 160 (26)
    Schiefhals – 4548512 – 161 (19)
    Zysten und Fistel, medial – 4548541 – 160 (29)
Hämarthrose(chirurgische Krankheit bei Erwachsenen)-4857543-158(12)
    (Traumen und orthopädische Erkrankungen)-7184321- 171(11)
Hämatom der Nasenscheidewand – 5431482 – 173 (31)
Hamen–Rich-Syndrom – 4814578 – 60 (17)
Hämoblastose außerhalb des Knochenmarks - 54321451 – 81 (01)
    paraproteinämische – 8432181 – 81 (09)
Hämochromatose – 5454589 – 63 (27)
Hämolytische Krankheit bei Neugeborenen – 5125432 – 110 (01)
Hämophilie – 548214514 – 110 (13)
Hämorrhagische Diathese, bestimmt durch Gefäßpathologie -54815438- 81(19)
Hämorrhagische Krankheit bei Neugeborenen – 5128543 – 110 (07)
    Diathese – 5148543 – 81 (15)
    Fieber – 5124567 – 96 (01)

© Г. П. Грабовой, 1999

Hämorrhagische Vaskulitis – 8491234 – 54 (09)
Hämorrhoiden – 58143219 – 158 (15)
Harnverhalt, akut – 0144444 – 159 (22)
Haut–Juckreiz – 1249812 – 150 (07)
Helminthose – 5124548 – 93 (20)
Hemeralopie – 5142842 – 181 (16)
Hepatische Insuffizienz, Syndrom - 8143214 – 70 (34)
Hepatitiden – 5814243 – 63 (34), 110 (17)
akut – 58432141 – 64 (01)
chronisch – 5123891 – 64 (07)
Hepatolentikuläre Degeneration – 5438912 – 65 (01)
Hepatolienales Syndrom – 8451485 – 65 (11)
Hepatose – 9876512 – 64 (13)
       akut – 1234576 – 64 (20)
       cholestatisch – 5421548 – 64 (30)
       chronische Fetthepatose – 5143214 – 64 (24)
Hepatosplenomegalische Lipoidose – 4851888 – 65 (08)
Hepatozerebrale Dystrophie – 48143212 – 131 (04)
Hernia – 95184321 – 158 (24)
       diaphragmatica – 5189412 – 119 (17)
       Nabelschnur, embryonal – 5143248 – 119 (12)
Herpetische Infektion – 2312489 – 96 (08)
Herzfehler, angeboren – 9995437 – 49 (17)
Herzfehler, angeboren (Kinderkrankheiten) – 14891548 – 114 (30)
Herzfehler, erworben – 8124569 – 49 (23)
Herzinsuffizienz – 8542106 – 50 (07)
Herzstillstand – 8915678 – 34 (28)
Histiozytose X – 5484321 – 11 (04)
Hydroadenitis – 4851348 – 158 (18)
Hydronephrose – 5432154 – 76 (23)
Hydrozele der Hodens und des Samenleiters – 481543255 – 157 (27)
Hydrocephalus – 81432143 - 131 (01)
Hymenolepidose – 54812548 – 94 (01)
Hyperästhesie der Zähne – 1484312 – 187 (01)
Hyperbilirubinämie (funktionelle) – 84514851 – 65 (15)

© Г. П. Грабовой, 1999

funktionelle, angeborene - 8432180 – 65 (27)
posthepatitische – 8214321 – 65 (32)
Hyperinsulinismus – 48454322 – 85 (24)
Hyperlipidämie, essentielle – 4851888 – 66 (01)
Hyperparathyreose – 5481412 – 85 (33)
Hyperprolaktinämie – 4812454 – 86 (04)
Hypersekretion des Magens, funktionell – 5484214 – 66 (10)
Hypersexualität – 5414855 – 145 (15)
Hypertension, portal – 45143211 – 110 (20)
Hypertensive Krankheit – 8145432 – 46 (31)
Krise – 5679102 – 46 (26)
Hypertrophie der Gaumenmandeln – 4514548 – 174 (01)
Hypervitaminose D – 5148547 – 110 (32)
Hypogonadismus – 48143121 – 86 (08)
Hypoparathyreose (Tetanie) – 4514321 - 86 (12)
Hypophysärer Nanismus (Zwergwuchs) – 4141414 – 86 (22)
Hypoplasie des Zahnschmelzes – 74854321 – 187 (04)
Hypopolyvitaminose, Polyavitaminose – 4815432 – 106 (07)
Hypothyreose (Kinderkrankheiten) – 4512333 – 111 (01)
Hypothyreose (Myxödem) – 4812415 – 86 (18)
Hypovitaminose – 5154231 – 66 (06)
Hysterische Syndrome – 5154891 – 140 (24)

I

Ichthyosis – 9996789 – 149 (32)
Ileitis – 8431287 – 68 (30)
Impotenz – 8851464 – 145 (19)
Infarkt der Lunge – 89143211 – 57 (31)
des Myokards – 8914325 – 47 (01)
Insuffizienz des kardialen Sphinkters (Kardiainsuffizienz)-8545142- 69 (33)
des Kreislaufs – 85432102 – 48 (29)
Insult, zerebral – 4818542 – 131 (30)
spinal – 8888881 – 131 (33)
Intoxikationspsychose – 1142351 – 140 (18)

© Г. П. Грабовой, 1999

Intrakranielles Geburtstrauma – 518999981 – 117 (04)
Invagination – 5148231 – 119 (26)
Iritis – 5891231 – 182 (06)
Ischämische (koronare) Herzkrankheit – 1454210 – 47 (8)
Izenko–Cushing–Krankheit – 54321458 – 87 (20)

J

Jejunitis – 8431287 – 68 (09)
Juckflechte (Hautschabe) – 5189123 – 152 (05)
Juckreiz der Vulva – 5414845 – 126 (22)

K

Karbokoniose – 8148545 – 59 (18)
Karbunkel – 483854381 – 160 (17)
Kardialgie – 8124567 – 47 (15)
Kardiomyopathie – 8421432 – 47 (21)
Kardiosklerose – 4891067 – 47 (28)
Kardiospasmus – 4895132 – 69 (01)
Karies der Zähne – 5148584 – 187 (16)
Karzinoid (karzinoides Syndrom) – 4848145 – 69 (04)
Katarakt – 5189142 – 182 (09)
Katatonisches Syndrom – 51843214 – 140 (28)
Katzenkratz–Krankheit – 48145421 – 92 (25)
Kephalhämatom – 48543214 – 119 (31)
Keratitis – 518432114 – 182 (12)
Keuchhusten – 4812548 – 97 (01)
Kiefer–Zysten – 514218877 – 187 (20)
    Fraktur – 5182148 – 188 (26)
       Osteomyelitis – 5414214 – 188 (01)
Kinderlähmung, zerebral – 4818521 – 131 (20)
Klimakterium, klimakterische Neurose – 4851548 – 126 (32)
Klinisch enges Becken – 4858543 – 124 (29)
Klumpfuß – 485143241 – 161 (14)

© Г. П. Грабовой, 1999

Koliken, Darm– 8123457 – 69 (17)
Kolitis – 8454321 – 69 (20)
    akut – 5432145 – 69 (23)
    chronisch – 5481238 – 69 (28)
    unspezifisch, ulzerös – 48143211 – 161 (01)
Kollaps – 8914320 – 48 (01)
Kolpitis – 5148533 – 127 (01)
Koma – 1111012 – 132 (01)
Kondylome, spitz – 1489543 – 150 (14)
Konjunktivitis – 5184314 – 182 (15)
Kontrakturen, Dupuytrensche – 5185421 – 171 (19)
    der Gelenke – 8144855 – 171 (23)
Kopfschmerzen (Cephalgie) – 4818543 - 131(11)
Krämpfe – 51245424 – 116 (23)
Kraurosis der Vulva – 58143218 - 127 (03)
Krebs, große duodenale Papille – 8912345 – 38 (25)
    außerhepatische Gallengänge – 5789154 – 39 (21)
    Bauchspeicheldrüse – 8125891 – 40 (23)
    Brustkrebs (Mamma-CA) – 5432189 – 40 (01)
    Dickdarm (Rektum und Sigma) – 5821435 – 41 (22)
    Eierstock – 4851923 – 42 (01)
    Gallenblase – 8912453 – 39 (15)
    Harnblase – 89123459 – 40 (09)
    Haut – 8148957 – 39 (28)
    Leber – 5891248 – 40 (14)
    Lippen – 1567812 – 39 (01)
    Lunge – 4541589 – 60 (01)
    Magen – 8912534 – 39 (09)
    Niere – 56789108 – 41 (05)
    Penis – 8514921 – 40 (28)
    Schilddrüse – 5814542 – 41 (30)
    Speicheldrüse – 9854321 – 41 (11)
    Speiseröhre – 8912567 – 40 (19)
    Urethra – 5891856 – 41 (01)
    Vagina und äußere Geschlechtsorgane – 12589121 – 38 (31)

© Г. П. Грабовой, 1999

Vorsteherdrüse – 4321890 – 41 (15)
weibliche Genitalorgane – 5148945 – 128 (15)
Kryptorchismus – 485143287 – 161 (25)
Kurzsichtigkeit (Myopie) – 548132198 – 180 (26)

L

Labyrinthitis – 48154219 – 175 (01)
Lambliasis – 5189148 – 98 (17)
Laryngitis – 4548511 – 175 (05)
Laryngospasmus – 485148248 – 175 (08)
Lateralsklerose, amyotrophische – 5148910 – 130 (29)
Leberinsuffizienz–Syndrom – 8143214 – 70 (33)
Legionellose – 5142122 – 97 (19)
Leiomyom – 5514214 – 162 (12)
Leishmaniose – 5184321 – 97 (28)
Lepra – 148543294 – 150 (28)
Leptospirose – 5128432 – 97 (32)
Leukämien – 5481347 – 82 (01), 113 (20)
Leukämoide Reaktion – 58143211 – 81 (29)
Leukoplakie – 485148151 – 187 (32)
Leukoplakie der Vulva, des Uterushalses - 5185321 – 127 (12)
Lichtophthalmie – 5841321 – 184 (04)
Lidausstülpung – 5142321 – 181 05
Lipoma – 4814842 – 162 (23)
Listeriose – 5812438 – 98 (01)
Lupus erythematodes, systemisch – 8543148 – 55 (12)
Luxation – 5123145 – 157 (32)
    Augenlinse – 25184321 – 181(01)
    des temporomandibularen Gelenks – 5484311 – 186 (26)
    Zahn – 485143277 – 186 (30)
Lyell–Syndrom – 4891521 – 150 (23)
Lymphadenitis – 4542143 – 162 (16)
Lymphangitis – 484851482 – 162 (19)
Lymphogranulomatose – 4845714 – 82 (06)

© Г. П. Грабовой, 1999

Lymphogranulomatose, inguinal – 1482348 – 150 (31)
Lymphom der Haut – 5891243 – 36 (29)

M

Malabsorptionssyndrom – 4518999 – 113 (22)
Malaria – 5189999 – 98 (21)
Mangel an Vitamin B2 (Riboflavin) – 1485421 - 104 (32)
    Nikotinsäure – 1842157 – 105 (04)
    Vitamin A – 4154812 – 104 (16)
    Vitamin B1 - 1234578 – 104 (22)
    Vitamin B6 - 9785621 – 105 (14)
    Vitamin C – 4141255 – 105 (25)
    Vitamin D – 5421432 – 105 (29)
    Vitamin K – 4845414 – 105 (33)
Manisch-depressive Psychose – 514218857 – 140 (33)
Mastdarmfistel – 5189421 – 166 (13)
Mastdarmprolaps – 514832187 – 158 (01)
Mastitis – 8152142 – 162 (29)
    bei Neugeborenen – 514854238 – 170 (04)
Mastoiditis, akut – 514832186 – 175 (14)
Mastopathie – 84854321 – 162 (32)
Mastozytose – 148542171 – 151 (15)
Maul– und Klauenseuche – 9912399 – 103 (08)
Mediastinitis – 4985432 – 163 (05)
Megakolon – 4851543 – 163 (01)
Melanom – 5674321 – 37 (01)
Meniere–Krankheit – 514854233 – 175 (20)
Meningitiden – 5148543 – 132 (05)
Meningokokken-Infektion – 5891423 – 98 (27)
Mesotheliom – 58912434 – 36 (33)
Messwert der Aktivität des neuroendokrinen Regulationssystems (Norm der Laborwerte) – 518432121 - 216
Metagonimose – 54812541 – 94 (10)
Metallokoniose – 4845584 – 59 (12)

© Г. П. Грабовой, 1999

Migräne – 4831421 – 132 (29)
Migränoide Neuralgie – 4851485 – 132 (23)
Mikrosporie – 1858321 – 151 (19)
Milzbrand (sibirische Geschwulst) – 9998991 – 101 (05)
Molluscum contagiosum – 514321532 – 151 (23)
Mononeuropathie – 4541421 – 133 (15)
Mononukleose, infektiöse – 5142548 – 99 (01)
Mukoviszidose – 9154321 – 113 (27)
Mukozele (Pyozele) des Sinus frontalis – 5148322 – 175 (26)
Multiple Sklerose – 51843218 – 136 (26)
Myasthenie – 9987542 – 132 (08)
Myelämie – 5142357 – 82 (18)
Myelitis – 4891543 – 132 (13)
Myelopathie – 51843219 – 132 (18)
Mykoplasmose – 5481111 – 98 (31)
Myokardiodystrophie – 85432104 – 48 (13)
Myokardiopathie – 8432142 – 48 (18)
Myokarditis – 8432110 – 48 (26)
Myome des Uterus – 51843216 – 127 (21)
Myotonie, angeborene, Tomsen – 4848514 – 132 (33)
       dystrophe, Kuschmann–Batten–Steinert - 481543244- 133 (05)
Myxödem – 4812415 – 87 (34)

N

Nagel, eingewachsen – 4548547 – 163 (13)
Nahrungsallergie – 2841482 – 71 (05)
Nahrungsvergiftungen durch bakterielle Toxine – 5184231 – 100 (12)
Narkolepsie – 48543216 – 133 (19)
Narkomanie (Toxikomanie) – 5333353 – 141 (12)
Nebenniereninsuffizienz – 4812314 – 88 (01)
Negative (defekte) Zustände – 5418538 – 141 (24)
Nekrotische Phlegmone bei Neugeborenen – 514852173 – 170 (24)
Nephritis, vererbte – 5854312 – 114 (01)
Nephrolithiasis - 5432143 – 77 (20)

© Г. П. Грабовой, 1999

Nesselfieber – 1858432 – 150 (19)
Neuralgie des N. Trigeminus – 5148485 – 133 (28)
Neuritis des N. optikus – 5451589 – 182 (25)
　　cochleare Neuritis, (Tinnitus) – 1488513 – 176 (05)
Neuroblastome – 8914567 – 37 (07)
Neurodermitis – 1484857 – 151 (27)
Neurohumorale Geschlechtsstörungen – 1888991 – 146 (10)
Neuropathie der Gesichtsnerven – 518999955 – 133 (24)
Neurorheumatismus – 8185432 – 133 (33)
Neurosen – 48154211 – 141 (20)
Neurosyphilis – 5482148 – 134 (01)
Neurozirkulatorische Dystonie (NZD) – 5432150 – 49 (01)
Neutropenie, vererbte – 8432145 – 82 (33)
Niereninsuffizienz – 4321843 – 77 (26)
Nierenkolik – 4321054 – 77 (15)
Norm-Laborwerte – 1489991 – 191 (04)

O

Ödem des Kehlkopfs – 2314514 – 176 (19)
　　der Lunge – 54321112 – 49 (08)
Ohnmacht (Synkope) – 4854548 – 134 (04)
Okklusion der magistralen Arterien – 81543213 – 163 (22)
Oligophrenie – 1857422 – 141 (31)
Onanie – 0021421 – 145 (23)
Oophoritis – 5143548 – 127 (24)
Ophthalmoplegie – 4848532 – 134 (28)
Opisthorchiose – 5124542 – 94 (15)
Orchiepididymitis – 818432151 – 163 (28)
Ornithose – 5812435 – 99 (08)
Ösophagitis – 54321489 – 73 (14)
Ösophagospasmus – 8123457 – 73 (18)
Osteoarthrosis deformans – 8145812 – 52 (31)
Osteomyelitis traumatisch – 514854221 – 163 (32)
　　des Kiefers – 5414214 – 188 (01)

© Г. П. Грабовой, 1999

epiphysär – 12345895 – 120 (12)
Othämatom – 4853121 – 176 (27)
Otitis – 55184321 – 176 (33)
Otomykose – 514832188 – 177 (01)
Otosklerose – 4814851 – 177 (07)
Ozaena (übelriechender Rhinitis) – 514854241 – 176 (08)

P

Panaritium – 8999999 – 164 (15)
Pankreatitis chronisch – 5891432 – 70 (25)
Panophthalmitis – 5141588 – 183 (23)
Papillitis – 5844522 – 188 (10)
Parakeuchhusten – 2222221 – 99 (31)
Parametritis – 5143215 – 128 (01)
Parese und Paralyse des Kehlkopfes – 1854555 – 177 (11)
Parkinsonismus – 5481421 – 134 (32)
Parodontitis – 5182821 – 188 (18)
Parodontose – 58145421 – 188 (13)
Parotitis, epidemisch (Mumps) – 3218421 – 100 (01)
Paroxysmale nächtliche Hämoglobinurie – 5481455 – 83 (06)
Pedikulose – 48148121 – 100 (08)
Pemphigus (Blasensucht) – 8145321 – 152 (13)
Penetrierendes Ulkus – 9148532 – 164 (19)
Perforierendes Ulkus – 8143291 – 165 (24)
Periarteriitis nodosa – 54321894 – 54 (25)
Periarthritiden – 4548145 – 53 (01)
Perikarditis – 9996127 – 49 (14)
Perikoronaritis – 5188888 – 188 (29)
Periodische familiäre Extremitäten–Lähmungen - 5123488 – 135 (04)
Periodontitis, apikal – 3124601 – 188 (33)
Peritonitis – 1428543 – 164 (27)
Peritonitis (bei Neugeborenen) - 4184321 – 170 (12)
Peronäale Amyotrophie Scharko–Mari – 4814512 – 135 (10)
Pest – 8998888 – 102 (25)

© Г. П. Грабовой, 1999

Phakomatose – 5142314 – 137 (16)
Phäochromozytom – 4818145 – 88 (25)
Pharyngitis – 1858561 – 178 (27)
Pharyngomykose – 1454511 - 178 (30)
Phenylketonurie – 5148321 – 117 (19)
Phimose und Paraphimose – 0180010 – 167 (21)
Phlebothrombose – 1454580 – 167 (25)
Phlegmone – 48143128 – 167 (30)
    bei Neugeborenen – 51485433 – 120 (23)
    des Magens – 4567891 – 72 (24)
    perimaxillare - 5148312 – 189 (14)
Phosphat–Diabetes – 5148432 – 117 (24)
Pickel, gewöhnliche - 514832185 – 153 (32)
Pilzmykose – 4814588 – 149 (25)
Plattfuß – 1891432 – 165 (01)
Pleuritis – 4854444 – 58 (08)
Pneumatose des Magens – 54321455 – 70 (30)
Pneumokoniose – 8423457 – 58 (23)
    von organischem Staub – 4548912 – 59 (28)
Pneumonie – 4814489 – 58 (12)
    bei Neugeborenen – 5151421 – 114 (17)
    chronische – 51421543 – 114 (20)
    feinnoduläre – 4814489 – 114 (14)
Pneumosklerose – 9871234 – 58 (18)
Pneumothorax – 5142147 – 169 (27)
    spontaner – 481854221 – 165 (04)
Pocken – 4848148 – 99 (19)
Podagra – 8543215 – 53 (05)
Poliomyelitis, akut, epidemisch – 2223214 – 135 (29)
Polyarthritis, chronisch, unspezifisch – 8914201 – 114 (26)
Polyneuropathie – 4838514 – 135 (16)
Polypen – 4819491 – 165 (14)
    der Nase – 5519740 – 177 (17)
    Hals und Korpus der Gebärmutter – 518999973 – 128 (04)
Polyradikuloneuropathie, dimyelinisierte,Gijen-Barre 4548128 -135 (24)

© Г. П. Грабовой, 1999

Polyzystose der Nieren – 5421451 – 77 (09)
Portale Hypertension, Syndrom – 8143218 – 71 (19)
Postcholezystektomie-Syndrom – 4518421 – 165 (19)
Posthepatitisches Syndrom – 4812819 – 71 (25)
Postnatale Periode, normal - 12891451 – 123 (09)
　　　　pathologisch – 41854218 – 123 (12)
Postpunktiones Syndrom – 818543231 – 136 (04)
Präsenile Psychose (Involutionspsychose, Alterspsychose)- 18543219-142 (05)
Prellung – 0156912 – 167 (14)
Presbyopie – 1481854 – 183 (26)
Progressive Lähmung – 512143223 – 142 (14)
Progressive Muskeldystrophie – 85432183 – 136 (08)
Prostatitis – 9718961 – 166 (04)
Pseudogelenk – 4814214 – 162 (25)
Pseudogelenk (Traumen und orthopädische Erkrankungen) 8214231- 171 (26)
Pseudokrupp (Pseudo-Membranous-Laryngitis) – 5148523 – 113(17)
Pseudotuberkulose – 514854212 – 100 (18)
Psoriasis – 999899181 – 152 (09)
Psychische sexuelle Störungen – 2148222 – 146 (17)
Psychoneurologische Störungen – 9977881 – 90 (21)
Psychoorganisches Syndrom – 51843212 – 142 (20)
Psychopathie – 4182546 – 142 (25)
Pterygium – 18543212 – 182 (21)
Ptose - 18543121 – 183 (14)
Pulpitis – 1468550 – 189 (01)
Pyelitis – 5432110 – 77 (01)
Pyelonephritis – 58143213 – 77 (04)
Pylorospasmus – 5141482 – 114 (10)
Pylorusstenose – 5154321 – 114 (07), 120 (15)
Pyodermie – 51432149 – 152 (01)
Pyopneumothorax – 148543299 – 164 (32)

Q

Q– Fieber – 5148542 – 98(05)

© Г. П. Грабовой, 1999

R

Rhabdomyosarkom bei Kindern – 5671254 – 41 (16)
Radikulopathien, diskogene – 5481321 – 136 (20)
Riesenzellen-Arteriitis - 9998102 – 54 (14)
Riss des Meniskus – 8435482 – 166 (07)
Risse der Genitalorgane – 148543291 – 124 (10)
Riss (Schrunde) des Analganges – 81454321 – 166 (27)
Rachitis – 5481232 – 115 (07)
Reaktive Psychose – 0101255 – 142 (29)
Rheumatismus (rheumatische Erkrankungen) – 5481543 – 49 (30), 56 (01), 115 (25)
Rheumatische Erkrankungen der paravaskularen Weichgewebe – 1489123 – 53 (10)
Reiter–Syndrom (ureterookulosynoviales Syndrom) - 4848111 – 53 (19)
Retinitis – 5484512 – 184 (01)
Rose – 4123548 – 100 (25)
Rosazee – 518914891 – 152 (20)
Rotavirus–Erkrankung – 5148567 – 100 (32)
Rubromycosis – 4518481 – 152 (26)
Ruhr – 4812148 – 96 (19)

S

Salmonellose – 5142189 – 101 (01)
Salpingitis – 5148914 – 128 (20)
Sarkoidose - 4589123 – 60 (05)
Sarkoma Kaposi – 8214382 – 42 (10)
    im weichen Gewebe – 54321891 – 42 (05)
Schädel–Hirn–Traumen – 51843213 - 137 (31)
Schanker, weich – 4815451 – 154 (13)
Scharlach – 5142485 – 101 (09)
Schistosomiasis – (Bilharziose) – 48125428 – 95 (22)
Schizophrenie – 1858541 – 144 (01)

© Г. П. Грабовой, 1999

Schlafstörungen – 514248538 – 135 (15)
Schnupfen (Rhinitis)- 5189912 – 175 (30)
Schock, traumatisch und schockähnliche Zustände – 1895132 – 35 (01)
Seborrhoe – 1234512 – 152 (29)
Senestopatisch–hypochondrisches Syndrom – 1488588 – 143 (08)
Senile Psychose – 481854383 – 143 (15)
Sepsis (akut) – 8914321; Sepsis (chronisch) – 8145421 – 43 (09)
    bei Neugeborenen – 4514821 – 115 (28)
Sepsis otogen – 5900001 – 177 (21)
Sharp–Syndrom – 1484019 – 55 (25)
Silikatose – 2224698 – 58 (33)
Silikose – 4818912 – 58 (28)
Sinusitis – 1800124 – 177 (33)
Sjögren–Syndrom – 4891456 – 55 (31)
Skabies – 8132548 – 154 (09)
Skleritis, Episkleritis – 514854248 – 184 (13)
Sklerodermie, systemische – 1110006 – 55 (20)
Sklerom – 0198514 – 178 (01)
Skorbut – 5432190 – 72 (01)
    Zinga – 4141255 – 72 (33)
Spasmophilie – 5148999 – 116 (01)
Speichel (Norm-Laborwerten) – 5148214 – 202
Spinale Amyotrophie - 5483312 – 137 (05)
Spondylitis, ankylosierende (Bechterew–Krankheit) – 4891201 – 53 (24)
Sprue, nichttropisch – 8432150 – 72 (05)
    tropisch – 5481215 – 72 (08)
Staphylokokkeninfektion – 5189542 – 116 (06)
Steißbeingang, epithelial – 9018532 – 161 (08)
Stenokardie (Asthma kardiale) – 8145999 – 50 (27)
Stenose des Ausgangbereiches des Magens – 81543211 – 166 (20)
    des Kehlkopfes – 7654321 – 178 (05)
Stenosierende Laryngitis – 1489542 – 116 (11)
Stich von Bienen und Wespen – 9189189 – 91 (30)
Stich von Skorpionen – 4188888 – 91 (22)
Stomatitis (Stomatitiden) – 4814854 – 189 (11)

© Г. П. Грабовой, 1999

Stomatogene Infektion, chronisch – 514854814 – 189 (04)
Störungen der Ejakulationsbestandteile des kopulativen Zyklus -
1482541 – 146 (33)
Störungen des Erektionsbestandteiles des kopulativen Zyklus –
184854281 – 146 (23)
Stridor angeboren – 4185444 – 178 (10)
Strongyloidosis – 54812527 – 94 (21)
Subfebrilität bei Kindern – 5128514 – 116 (16)
Subsepsis, allergisch, Wissler–Fanconi – 5421238 – 116 (28)
Sympathische Entzündung – 8185321 – 184 (08)
Symptomatische Psychose – 8148581 – 143 (20)
Syndrom, adrenogenitales (Kinderkrankheiten) – 4514321 – 107 (09)
    adrenogenitales (Frauenkrankheiten) – 148542121 - 125 (10)
    affektives – 548142182 – 139 (24)
    amnestisches (Korsakov-)Syndrom – 4185432 – 139 (19)
    asthenisches – 1891013 – 130 (21)
    Debré-de-Toni–Fanconi–Syndrom – 4514848 – 117 (31)
    dienzephales (hypothalamisches) – 514854215 – 131 (25)
    disseminierte intravasale Koagulation (DIC)-5148142- 44(14)
    Dumping – 4184214 – 158 (29)
    Eidi – 1854321 – 138 (01)
    erworbenes Immunmangelsyndrom (HIV) 5148555 - 101 (21)
    gastrokardiales – 5458914 – 63 (08)
    Goodpasture–Syndrom – 8491454 – 54 (20)
    halluzinatives (Halluzinose) – 4815428 – 140 (06)
    Hamen–Rich – 4814578 – 60 (13)
    hepatolienales – 8451485 – 65 (11)
    hysterisches – 5154891 – 140 (24)
    katatonisches – 5184321 – 140 (28)
    Leberinsuffizienz – 8143214 – 70 (33)
    Lyell – 4891521 – 150 (23)
    Malabsorption – 4518999 – 113 (22)
    portale Hypertension – 8143218 – 71 (19)
    postcholezystektomisches – 4518421 – 165 (19)
    posthepatitisches – 4812819 – 71 (25)

© Г. П. Грабовой, 1999

postpunktiones – 8185432 – 136 (04)
psychoorganisches – 5184321 – 142 (20)
Reiter (urethrookulosynoviales) – 4848111 – 53 (19)
senestopathisch–hypochondrisches Syndrom-1488588- 143 (08)
Sjörgen – 4891456 – 55 (31)
sklerozystische Eierstöcke (Stein–Leventhal) - 518543248 – 128 (23)
Sollinger–Ellison – 148543295 – 159 (29)
Steven-Johnson - 9814753 – 153 (07)
toxisches – 5148256 – 116 (32)
überwertvolle-Ideen-Syndrom – 1484542 – 143 (01)
unzureichende Digestion – 9988771 – 70 (12)
unzureichende Nahrungsresorption – 4854321 – 70 (06)
viriles – 8914321 – 85 (19)
Vormenstruales – 9917891 – 128 (10)
Wahnsyndrom – 8142351 – 140 (01)
Syphilis – 1484999 – 153 (01)
Syringomyelie – 1777771 – 136 (33)
System des Blutes (Norm-Laborwerte) – 148542139 -192 (19)
Systemische Vaskulite (SV) – 1894238 – 46 (18), 53 (34)

T

Taeniarhynchosis – 4514444 – 94 (28)
Taeniasis – 4855555 – 94 (31)
Takayasu–Syndrom – 8945432 – 54 (30)
Talkose – 4845145 – 59 (08)
Tendovaginitis – 1489154 – 53 (30)
Teratom im Steißbeinkreuzgebiet – 481543238 – 120 (19)
Tetanus – 5671454 – 101 (15)
Thalassämie – 7765437 – 83 (15)
Thrombangitis – 5432142 – 166 (31)
Thrombangitis, obliterierende – 8945482 – 55 (01)
Thrombophilie, hämatogene – 4814543 – 83 (26)
Thrombophlebitis – 1454580 – 50 (34), 167 (04)
Thrombozytopathie – 5418541 – 83 (21)

© Г. П. Грабовой, 1999

Thyreoiditis – 4811111 – 88 (20)
Tinnitus – 1488513 – 176 (05)
Tollwut (Hydrophobie) – 4812543 – 92 (20)
Tonsillitis, akut – 1999999 – 178 (13)
Tonsillitis, chronisch – 35184321 – 178 (15)
Toxikodermie (Toxidermie) – 514832184 – 153 (14)
Toxikomanie und Narkomanie – 1414551 – 143 (25)
Toxikose (bei Schwangeren) – 1848542 – 124 (16)
Toxische hämolytische Anämie – 45481424 – 109 (04)
Toxisches Syndrom – 5148256 – 116 (32)
Toxoplasmose – 8914755 – 102 (12)
Tracheoösophagealfistel – 514854714 – 169 (31)
Trachom – 5189523 – 184 (17)
Traumatische Amputation – 5451891 – 172 (05)
Traumatische Enzephalopathie – 18543217 – 143 (30)
Traumatischer Schock und schockähnliche Zustände 1895132 – 35 (01)
Traumatischer Schock – 1454814 – 172 (09)
Traumen des Ohres – 4548515 – 178 (19)
Traumen und orthopädische Erkrankungen – 1418518 – 171 (01)
Tremor – 3148567 – 137 (11)
Trichinellose (Trichinose) – 7777778 – 95 (01)
Trichocephalose – 4125432 – 95 (08)
Trichophytie – 4851482 – 153 (21)
Trichostrongilidose – 9998888 – 95 (04)
Tuberkulose – 5148214 – 117 (09)
Tuberkulose der Atmungsorgane – 8941234 – 60 (11)
Tuberkulose der Geschlechtsorgane – 8431485 – 128 (29)
Tuberkulose der Haut – 148543296 – 153 (27)
Tuberkulose der Knochen – 148543281 – 167 (06)
Tuberkulose der Nieren – 5814543 – 78 (04)
Tuberkulose des Kehlkopfes – 5148541 – 178 (22)
Tuberkulose des Verdauungssystems – 8143215 – 72 (15)
Tularämie – 4819489 – 102 (18)
Tumoren – 4541548 – 88 (11)
    Bauchspeicheldrüse aus Langerhans–Inseln - 8951432 -38 (18)

© Г. П. Грабовой, 1999

Gehirn – 5451214 – 134 (14)
Haut – 1458914 – 151 (32)
Hirn und Rückenmark - 5431547 – 37 (26)
Kehlkopf - 5148742 – 176 (15)
Knochen, bösartig – 1234589 – 37 (12)
Nasen–Rachen-Raum – 5678910 – 38 (08)
Nasenhöhlen und Nasennebenhöhlen – 8514256 – 38 (04)
Nebennieren – 5678123 – 37 (32)
Paraschilddrüsen – 1548910 – 38 (12)
peripheres Nervensystem-514832182 – 134 (23)
Rückenmark – 51843210 – 134 (19)
Uterus – 9817453 – 37 (20)
Typhus exanthematicus – 1444444 – 102 (01)
Typhus exanthematikus durch Zecken – 5189499 – 102 (07)
Typhus–Paratyphus–Erkrankungen – 1411111 – 101 (29)

U

Übergewicht – 4812412 – 88 (08)
Uipl–Krankheit – 4814548 – 72 (21)
Ulzera der Speiseröhre, peptisch – 8432182 – 74 (30)
    des Magens, symptomatisch – 9671428 – 75 (09)
    Hornhaut – 548432194 – 185 (04)
    im Dünndarm, einfache – 48481452 – 75 (01)
    trophische – 514852154 – 168 (22)
    und Zwölffingerdarmes – 8125432 – 75 (17)
Unfruchtbarkeit – 9918755 – 126 (04)
Urämie, akut – 5421822 – 78 (08)
Urämie, chronisch – 8914381 – 78 (11)
Urethritis – 1387549 – 167 (10)
Urin (Norm-Laborwerte) – 1852155 - 198
Uveitis – 548432198 – 184 (20)

© Г. П. Грабовой, 1999

V

Vaginismus – 5142388 – 145 (10)
Vaginitis (Kolpitis) – 5148533 – 126 (09)
Variköse Venenerweiterung – 4831388 – 46 (15)
    der unteren Extremitäten – 4831388 – 157 (14)
    Samenleiter – 81432151 – 157 (20)
Variola minor – 4848148 – 93 (11)
Vaskuläre Insuffizienz – 8668888 – 50 (12)
    Krise – 8543218 – 50 (19)
Vaskulitis, hämorrhagische (Kapillartoxikose, Morbus Schönlein – Henoch)-5128421 – 109 (24)
    Haut – 5142544 – 149 (05)
    systemische (SV) – 1894238 – 46 (18),53 (34)
Vegeto-vaskulare Dystonie (neurozirkulatorische Dystonie) -8432910 - 46 (21)
Verbrennungen der Speiseröhre, chemische - 5148599 – 120 (09)
    der Augen – 8881112 – 183 (09)
    thermische – 8191111 – 163 (19)
Vererbte Ovalozytose – 51454323 – 82 (23)
    Stomatozytose – 4814581 – 82 (28)
Vergiftungen, hervorgerufen durch Schlangenbisse und giftige Gliedertiere - 4812521 – 91 (1 (14)
    periorale – 5142154 – 90 (09)
    inhalative – 4548142 – 90 (09)
    perkutane – 4814823 – 90 (09)
    durch Injektion – 4818142 – 90 (09)
Verletzungen der inneren Organe(Schädel-Hirn-Traumen)- 8914319- 165 (10)
    der inneren Organe (Traumen und orthopädische Erkrankungen) - 5432188 – 171 (30)
Verletzungen des Augapfels – 518432118 – 183 (32)
Verschluss des Darmes (Darmverschluss) – 4548148 – 163 (08)
    der zentralen Netzhautarterie – 514852178 – 182 (34)
    der zentralen Netzhautvene – 7777788 – 183 (04)
Viriles Syndrom – 89143212 – 85 (19)
Virushepatitis A und B (Botkinkrankheit) – 5412514 – 93 (14)

© Г. П. Грабовой, 1999

Vitaminmangel (Avitaminose) – 5451234 – 104 (10)
(Hypovitaminose) – 5154231 – 104 (10)
Vitiligo – 4812588 – 149 (13)
Vorliegen und Ausfall der Nabelschnur – 1485432 – 123 (18)
der Plazenta – 1481855 – 123 (23)
Vormenstruales Syndrom – 9917891 – 128 (10)
Vorzeitige Ablösung einer normal liegenden Plazenta - 1111155 – 123 (26)
Vulvitis – 5185432 – 126 (12)
Vulvovaginitis – 5814513 – 126 (16)

W

Wahnsyndrome - 8142351 – 140 (01)
Warzen – 5148521 – 148 (33)
Wegener-Granulomatose - 8943568 – 54 (04)
Weitsichtigkeit – 5189988 – 182 (01)
Windpocken – 48154215 – 99 (13)
Wunden – 5148912 – 166 (10)

X
Xerostomie – 5814514 – 187(29)

Y
Yersiniose – 5123851 – 96(30)

Z
Zerrung – 5148517 – 172 (01)
Zirrhose der Leber – 4812345 – 73 (04)
Zirrhose der Leber, pigmentös – 5454589 – 73 (11)
Zöliakie – 4154548 – 118 (04)
Zwangszustände – 8142543 – 141 (06)
Zystitis – 48543211 – 78 (14)
Zystizerkose – 4512824 – 95 (14)
Zytostatische Krankheit – 4812813 – 84 (09)

© Г. П. Грабовой, 1999

Diagnose	Zahlenreihe

© Г. П. Грабовой, 1999

Diagnose	Zahlenreihe

Diagnose	Zahlenreihe

© Г. П. Грабовой, 1999

Diagnose	Zahlenreihe

© Г. П. Грабовой, 1999

Diagnose	Zahlenreihe

© Г. П. Грабовой, 1999

Diagnose	Zahlenreihe

© Г. П. Грабовой, 1999

www.ingramcontent.com/pod-product-compliance
Lightning Source LLC
Chambersburg PA
CBHW060557230426
43670CB00011B/1861